新

DS NOW

③

肝癌标准手术图谱
Standard Surgical Techniques for Liver Cancer

—Step by Step掌握手术技巧—

主　编　（日）新田浩幸
　　　　　岩手医科大学医学部外科学讲座　准教授

丛书主编　（日）白石宪男
　　　　　大分大学医学部综合外科、社区医疗协作学　教授
　　　　　（日）北川裕久
　　　　　仓敷中央医院外科　部长
　　　　　（日）新田浩幸
　　　　　岩手医科大学医学部外科学　准教授
　　　　　（日）山口茂树
　　　　　琦玉医科大学国际医疗中心消化外科　教授

主　译　丁光辉
　　　　　中国人民解放军海军军医大学第三附属医院　副教授
　　　　（东方肝胆外科医院）
　　　　吴　东
　　　　　中国人民解放军海军军医大学第三附属医院
　　　　（东方肝胆外科医院）

北方联合出版传媒（集团）股份有限公司
辽宁科学技术出版社
沈阳

First published in English under the title

SHIN DS NOW No.3 KANGAN NI TAISURU HYOJUN SYUJUTSU SYUGI SYUTOKU E NO NAVIGATE

© SHIRAISHI Norio, NITTA Hiroyuki 2019

Originally published in Japan in 2019 by MEDICAL VIEW CO., LTD

Chinese (Simplified Character only)　translation rights arranged

with MEDICAL VIEW CO.,LTD through　TOHAN CORPORATION, TOKYO.

版权所有・翻印必究

图书在版编目（CIP）数据

肝癌标准手术图谱 /（日）新田浩幸主编；丁光辉，
吴东主译 . — 沈阳：辽宁科学技术出版社，2023.6
ISBN 978-7-5591-2958-1

Ⅰ . ①肝… Ⅱ . ①新… ②丁… ③吴… Ⅲ . ①肝癌—
外科手术—图集 Ⅳ . ① R735.7-64

中国国家版本馆 CIP 数据核字（2023）第 053760 号

出版发行：辽宁科学技术出版社
　　　　　（地址：沈阳市和平区十一纬路 25 号　邮编：110003）
印 刷 者：辽宁新华印务有限公司
经 销 者：各地新华书店
幅面尺寸：210mm×285mm
印　　张：10.5
字　　数：300 千字
插　　页：4
出版时间：2023 年 6 月第 1 版
印刷时间：2023 年 6 月第 1 次印刷
责任编辑：凌　敏　唐丽萍
封面设计：刘　彬
版式设计：袁　舒
责任校对：卢山秀　刘　庶

书　　号：ISBN 978-7-5591-2958-1
定　　价：168.00 元

联系电话：024-23284363
邮购热线：024-23284502
E-mail：lingmin19@163.com
http://www.lnkj.com.cn

序 文

　　在过去的10年间，肝切除术已取得了很大进步，可以施行腹腔镜肝部分切除术或左外叶切除术的医院也增多了。另外，腹腔镜下施行解剖性肝段或肝叶切除的手术技术也相继确立，预计以后在临床上会得到更广泛的应用和普及。但是，目前腹腔镜肝切除术只占全部腹腔镜手术的20%，开腹肝切除术的重要性依然没有改变，从临床教学方面来说，也是这样。与消化道其他器官的手术相比，肝切除术的最大不同点就是：肝切除有许多潜在的致死性风险。学习前辈们总结的开腹肝切除术的基本知识，与发展安全的腹腔镜肝切除术也十分相关。

　　自2008年以来，DS NOW系列丛书的出版已经历了10年。通过简单易懂的插图和解说，此套丛书成了许多年轻外科医师的手术教科书。但是，我们在听了学术会议和专科讲座、也看了手术图谱后，自以为理解了手术，但为什么手术还是做不好呢？我想大家可能都有这样的经历，我本人就曾如此。在学习的过程中，我最常遇到的问题就是：术中如何操作，才能将Glisson鞘和肝静脉漂亮地显露出来？获得干净术野有什么方法和诀窍？另外，术前周密准备、术中当机立断解决问题的应变能力也是十分重要的。这套新的DS NOW系列丛书能系统地、详细地解答上述问题，而且还有手术视频可以观看。到目前为止，还没有一本配备了完整视频的开腹肝切除术参考书。因此，此套新的DS NOW系列丛书对年轻的外科医师会有很大的参考作用。

　　这套新的DS NOW系列丛书融合了开腹手术时安全肝切除术的基本技能和腹腔镜肝切除术所展示的精细解剖、新技术、新方法。因此，此书不仅对年轻外科医师有用，而且对指导教师以及手术室工作人员来说也是一本有用的手术参考书。值此出版发行之际，我由衷地感谢本系列丛书执笔的各位专家以及Medical View出版社的各位编辑。

（日）新田 浩幸

2019年6月

编译者名单

· 主编

（日）新田 浩幸

岩手医科大学医学部外科学讲座 准教授

· 作者名单（按章节排序）

石崎 守彦

关西医科大学外科学讲座、肝胆胰外科讲师（临床）

松井 康辅

关西医科大学外科学讲座、肝胆胰外科讲师

海堀 昌树

关西医科大学外科学讲座、肝胆胰外科教授（临床）

工藤 雅史

国立癌症研究中心—东院肝胆胰外科

后藤田直人

国立癌症研究中心—东院肝胆胰外科主任

鸟口 宽

兵库医科大学肝胆胰外科

波多野悦朗

兵库医科大学肝胆胰外科教授／主任

金沢 景繁

大阪市立综合医疗中学—肝胆胰外科主任

真木 治文

东京大学医学部肝胆胰外科—器官移植外科

赤松 延久

东京大学医学部肝胆胰外科—器官移植外科讲师

长谷川 洁

东京大学医学部肝胆胰外科—器官移植外科教授

片桐 聪

东京女子医科大学八千代医疗中学—消化外科教授（临床）、主任

高原 武志

岩手医科大学医学部外科学讲座 讲师

新田 浩幸

岩手医科大学医学部外科学讲座 准教授

· 主译

丁光辉 吴 东

· 译者（按姓氏笔画排序）

丁光辉

中国人民解放军海军军医大学第三附属医院（东方肝胆外科医院）

王 剑

中国人民解放军海军军医大学第三附属医院（东方肝胆外科医院）

方 强

中国人民解放军海军军医大学第三附属医院（东方肝胆外科医院）

李 楠

中国人民解放军海军军医大学第三附属医院（东方肝胆外科医院）

李巧梅

中国人民解放军海军军医大学第三附属医院（东方肝胆外科医院）

吴 东

中国人民解放军海军军医大学第三附属医院（东方肝胆外科医院）

辛海贝

中国人民解放军海军军医大学第三附属医院（东方肝胆外科医院）

沈伟峰

中国人民解放军海军军医大学第三附属医院（东方肝胆外科医院）

张存圳

中国人民解放军海军军医大学第三附属医院（东方肝胆外科医院）

屈淑平

中国人民解放军海军军医大学第三附属医院（东方肝胆外科医院）

视频目录 （正文中以 ◼◀ 标记的地方）

观看视频方法

　　本书收录了大量肝脏手术视频。要观看视频需要微信扫描下方二维码。此为一书一码，为避免错误扫描导致视频无法观看，此二维码提供两次扫描机会，扫描两次后，二维码不再提供免费观看视频机会。购买本书的读者，一经扫描，即可免费观看本书视频。该视频受版权保护，如因操作不当引起的视频不能观看，本出版社均不负任何责任。切记，勿将二维码分享给别人，以免失去自己的免费观看视频机会。操作方法请参考视频使用说明。

视频使用说明

　　扫描二维码即可直接观看视频。视频下有目录，点击目录可以进入相关视频的播放页面直接观看。

oHkL5

目　录

肝癌标准手术图谱
—— Step by Step 掌握手术技巧——

第1章　开腹肝部分切除术

石崎守彦，松井康輔，海堀昌樹　関西医科大学外科学講座肝胆膵外科

！掌握手术技巧的要点

（1）当肿瘤位于肝实质深部或邻近主要 Glisson 鞘时，根据肿瘤大小或局部解剖关系，肝部分切除术可能是高难度的复杂手术。因此，术前应在 3D-CT 图像上仔细模拟（Simulation）手术，把握肿瘤周围的解剖学位置关系，这是十分重要的步骤。

（2）与解剖性肝切除术相比，非解剖性肝切除术在离断肝实质时缺少道标。因此，术中必须多次进行超声检查，一边调整切肝方向，一边注意肿瘤位置，确保切缘阴性。

（3）在对巨大肝癌施行肝部分切除术时，应尽量扩大术野，在直视下分离、处理深部脉管，防止发生损伤。

一　术前准备

（一）手术适应证（临床判断）

1. 适于肝部分切除术者

- 诊断为原发性肝癌，虽然首选应是施行解剖性肝切除术，但因合并肝硬化等原因，患者肝功能较差，不能耐受解剖性肝切除术；或者是位于肝表面、直径在2cm以内的小肝癌。
- 多发转移性肝癌一般都适于施行肝部分切除术。

2. 不适于肝部分切除术者

- 诊断为原发性肝癌，可耐受解剖性肝切除术的病例。
- 肝功能很差的病例，如Child-Pugh C。
- 合并肝外远隔转移的病例，或患者一般情况较差。

（二）手术体位及器具（图1-1）

- 患者取仰卧位，施行硬膜外麻醉+全身麻醉。
- 为了预防肺动脉栓塞的发生，患者双下肢装波动性按摩器或穿弹力袜。
- 准备Kent悬吊拉钩一套。安装时，拉钩的横梁应距胸骨两拳高。切开进腹后，两侧肋弓覆盖盐水纱垫，装着拉钩叶片。
- 当病变位于右半肝时，术中常需使用手术台头高、左倾位。此时应在患者左侧骨盆附近的手术台上安装一个带衬垫的小挡板。

图1-1 手术体位及器具

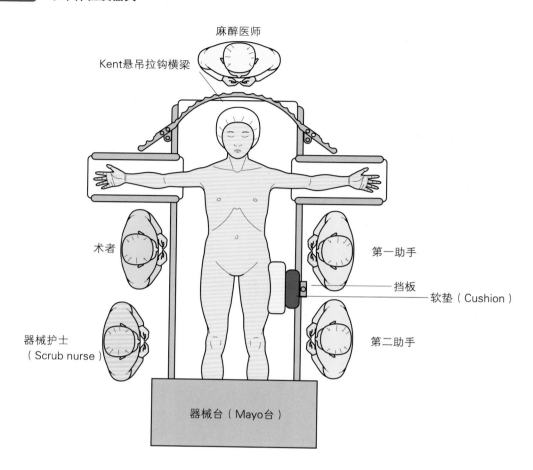

麻醉医师

Kent悬吊拉钩横梁

术者

第一助手

挡板

软垫（Cushion）

器械护士
（Scrub nurse）

第二助手

器械台（Mayo台）

（三）切口选择（图1-2）

●根据肿瘤在肝脏内的位置，可选①右侧肋缘下斜切口（右肝病变）。②上腹正中切口（左外叶病变）。③反"L"形切口（大肠癌肝转移病例，同时切除原发灶和转移灶时）。

图1-2 切口

① 右侧肋缘下斜切口

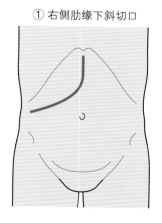

② 上腹正中切口

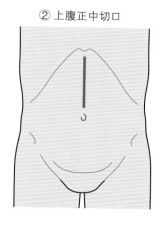

③ 反"L"形切口

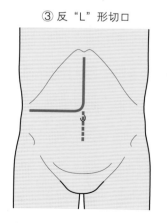

（四）围术期的注意点

1. 术前

- 术前应仔细阅读CT、MRI图像，亲自施行肝脏超声检查，确认病变位置以及肿瘤的进展程度。
- 术前应在3D图像上模拟手术，以明确肿瘤位置和切肝线（**图1-3**）。特别是在切除巨大肿瘤时，术中若误扎或损伤应该保留的脉管，那都是致命的！因此，术前必须仔细辨别清楚（**图1-4**）。

图1-3 术前3D图像模拟手术

ⓐ：肿瘤位于S4/S8交界处，从上方视图来看S4/S8的切肝线（后方有肝右静脉走行）

ⓑ：从前方视图来看切肝线（G8a支、G4a支需切断）

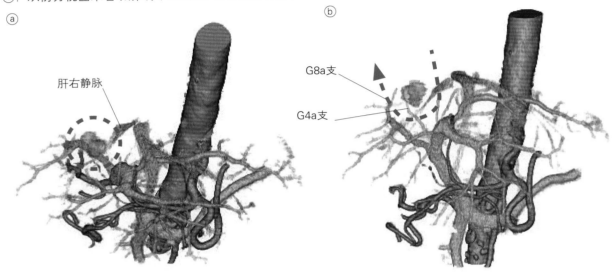

图1-4 术前3D图像模拟手术（巨大肿瘤的肝部分切除术）

ⓐ：肿瘤右侧的切肝线（保留右前叶Glisson鞘的背侧支和肝右静脉）

ⓑ：肿瘤左侧的切肝线（于其根部切断肝中静脉）

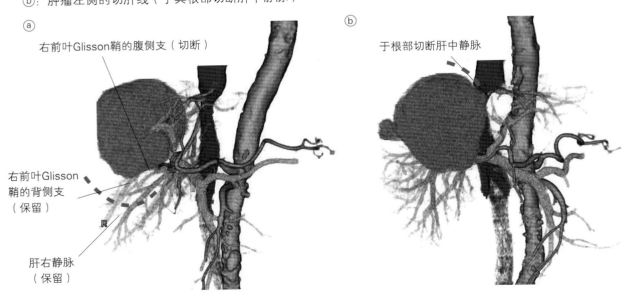

- 对于肝切除量较大或肝功能较差的病例，术前应进一步行ICG检查，测定ICG-R15，或行去唾液酸糖蛋白核素扫描（Asialoscintigraphy），评估残肝功能。
- 在同时切除大肠癌原发灶和肝转移灶时，术前应行肠道准备，清洁肠道。若只行肝转移灶切除，则无须清洁肠道。
- 高龄患者术前必须检查心肺功能，最好进行一段时间的呼吸训练。
- 若行胃镜+肠镜检查，或者是PET-CT检查，应确认其他脏器有无合并肿瘤。
- 对肝功能较差的患者，要确认有无食道静脉曲张。若内镜诊断超过F2级且红色症（Red Color Sign）阳性，这些病例应先行内镜下食道静脉曲张套扎术（EVL），后待机行肝切除术。

2. 术后

- 术后第1天（D1）即可进食。
- 对合并肝硬化的患者，必须维持水电解质平衡。为了保持血浆正常的胶体渗透压，可适当应用白蛋白。若出现大量腹水，治疗起来较困难，此时应特别注意腹水有无感染。适当引流和定期进行腹水细菌培养都是重要的处理方法。
- 其他：术后应仔细观察病情，注意有无腹腔内出血、胆漏、脓肿形成等术后并发症。怀疑腹腔引流不通畅时，应行腹部平扫CT检查，以便及时诊断，尽早穿刺引流。

开始手术——各项技术指标!

（一）手术步骤的注意点

- 整个手术，按开腹→游离肝脏→确认肿瘤位置→离断肝实质→肝创面止血→关腹的顺序施行，一气呵成。

- 适于肝部分切除术的多是再次肝切除或大肠癌肝转移者，此时术者应预想到多数患者的腹腔内都有粘连。因此，开腹时应慎重操作，仔细分离粘连。

- 施行肝切除术时，为了获得安全可靠的视野，充分游离肝脏无疑是十分重要的。但是，在合并了肝硬化的患者中，为了预防术后出现大量腹水，应该只做最小限度的肝脏游离，有的甚至可省略此步骤。

（二）实际的手术步骤（图1-5）

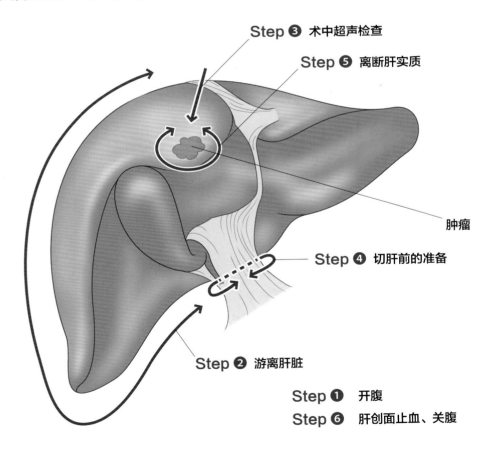

Step ❸ 术中超声检查

Step ❺ 离断肝实质

肿瘤

Step ❹ 切肝前的准备

Step ❷ 游离肝脏

Step ❶ 开腹

Step ❻ 肝创面止血、关腹

图 1-5 实际的手术步骤

[Focus 表示本章节要讲解和学习的技术方法（后有详述）]

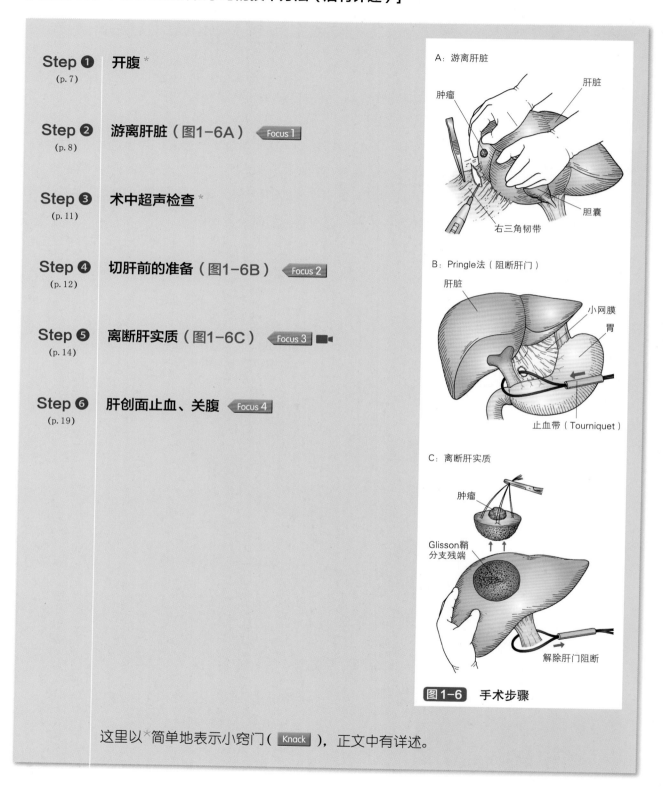

Step ❶ 开腹 *
(p. 7)

Step ❷ 游离肝脏（图1-6A） Focus 1
(p. 8)

Step ❸ 术中超声检查 *
(p. 11)

Step ❹ 切肝前的准备（图1-6B） Focus 2
(p. 12)

Step ❺ 离断肝实质（图1-6C） Focus 3 ▬■
(p. 14)

Step ❻ 肝创面止血、关腹 Focus 4
(p. 19)

A：游离肝脏
肿瘤　肝脏
右三角韧带　胆囊

B：Pringle法（阻断肝门）
肝脏　小网膜　胃
止血带（Tourniquet）

C：离断肝实质
肿瘤
Glisson鞘分支残端
解除肝门阻断

图1-6 手术步骤

这里以 * 简单地表示小窍门（ Knack ），正文中有详述。

6

三 需掌握的技术方法！

Step ❶
Knack 开腹

- 当肿瘤位于右半肝时，通常采取右侧肋缘下斜切口。若是S7或S8的巨大肿瘤，预想此切口可能不能确保肝右静脉根部的视野，此时也可沿第9肋间切开（开腹+开胸），延长切口呈"J"形。另外，当肿瘤位于左半肝时，多采取至脐平面的上腹正中切口。但是，若肿瘤位于左内叶深部或者切除范围较大时，也可延长正中切口至脐下，或者加做一右肋缘下切口，这样都可获得良好的视野（图1-2）。
- 接着，切断肝镰状韧带，结扎切断肝圆韧带（在肝硬化门脉高压明显时，不要结扎切断肝圆韧带！）。安装Kent悬吊拉钩，拉钩的横梁要设置得高些，确保获得充分的视野，这一点是很重要的（图1-7）。如图1-8所示，在切除右半肝的巨大肿瘤时，应选择右侧肋缘下斜切口。然后探查腹腔，视诊+触诊全肝，确认肿瘤位置。接着是进行术中超声检查，进一步确认肿瘤位置，明确有无子灶或其他病变。

图1-7 腹壁切开（右侧肋缘下斜切口）

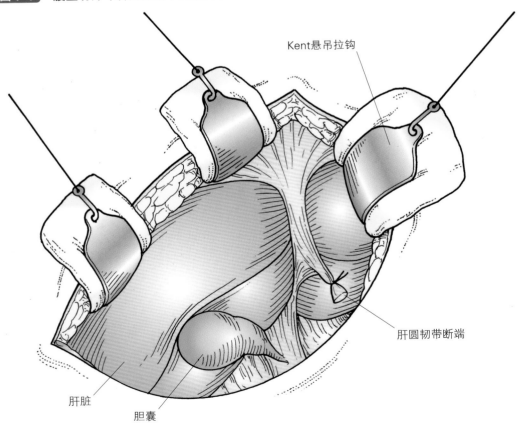

Kent悬吊拉钩

肝圆韧带断端

肝脏

胆囊

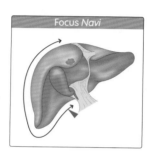

图 1-8　病例举例

71岁，男性。肝细胞癌S7/S8，直径10cm
ⓐ：于S7/S8区域可见一直径10cm的单个肿瘤
ⓑ：肿瘤的下方邻近右前叶Glisson鞘的腹侧支

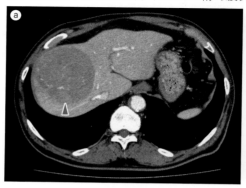
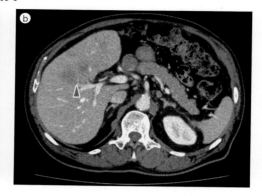

Step ❷

Focus 1　游离肝脏

（一）操作的起点和终点

● 为了能在良好的视野下施行肝切除术，必须先切断固定肝脏的肝周韧带，并
将肝脏从后腹膜等周围组织中分离出来，使肝脏获得良好的可动性。这一系
列的操作统称为肝脏的游离（图1-9）。

图 1-9　游离肝脏

ⓐ：游离开始时
ⓑ：游离结束时

ⓐ

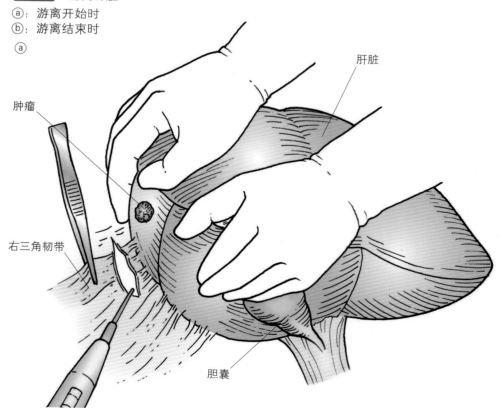

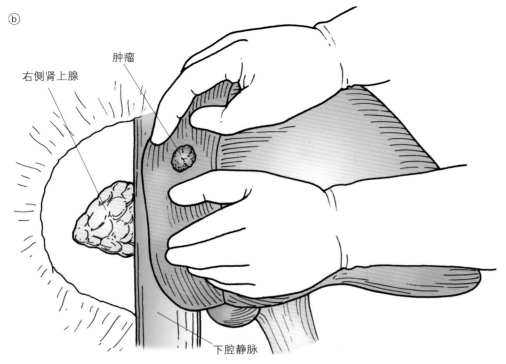

ⓑ

右侧肾上腺　　肿瘤

下腔静脉

图1-9 （续）

（二）掌握技术方法

◉ 技术方法概要

　　对应于切肝线的位置，只做最小限度的肝脏游离，如切断肝圆韧带、肝镰状韧带、冠状韧带和三角韧带，分离肝裸区（Bare Area），分离右侧肾上腺等。

◉ 掌握技术方法的要点

（1）基本要求：结合肿瘤的位置和大小，做最小限度的游离。由于适于肝部分切除术的病例多合并肝硬化，应避免不必要的游离，可减少术后腹水形成。

（2）若肿瘤靠近膈顶，先切断肝镰状韧带，继之切断冠状韧带。此时，术者应以左手将肝脏压向下后方，同时第一助手向上方提起肝镰状韧带，予以对牵（Counter-traction）。术者右手持电刀，紧贴肝表面，切断冠状韧带。一旦靠近肝静脉根部，术者就改用镊子，夹起少量组织，同时第一助手将电刀搭在术者镊子的前端，电凝组织，然后将其切断，此即PBC（Pinch-Burn-Cut）操作。如此这般，一点一滴地仔细分离，直至完全显露出肝上下腔静脉前壁和肝静脉根部（图1-10）。

（3）若肿瘤位于右半肝，分离至切断右三角韧带、显露出右侧肾上腺即可。若肿瘤累及右后叶，也可完全分离出右侧肾上腺，至显露出肝后下腔静脉右侧壁的程度。若肿瘤位于左外叶，分离至切断左三角韧带，即可游离左外叶。若肿瘤位于左侧尾状叶（即Spiegel叶），应尽可能多地结扎切断肝短静脉，将尾状叶从下腔静脉上充分游离出来。

9

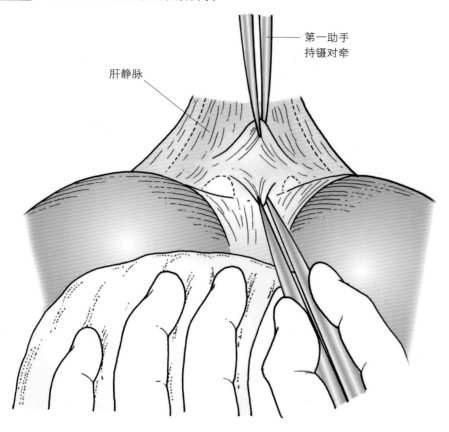

图1-10 游离肝脏（肝静脉根部的分离）

第一助手
持镊对牵

肝静脉

（三）效果评估（Assessment）

Q 从何处开始游离肝脏？

▶最好是从肝脏承受张力最大的位置开始分离（如右三角韧带等）。游离肝脏时，需向上后方对牵有
张力的部位，稍有不慎，即可撕裂肝实质。

Q 肝脏游离到何种程度即可？

▶切断肝周韧带后，肝脏就可获得一些可动性，术者向前上方托起肝脏，将预定切肝线置于眼前，即
可安全施行肝切除术，肝脏游离到这种程度即可。但在切除右半肝肿瘤、惟恐术中出血时，应充分
游离右半肝，至显露出肝后下腔静脉的程度为止。这样，即使术中发生出血，术者也可双手压迫肝
脏止血。

Q 游离肝脏时，如何避开陷阱（Pitfalls）？

▶右侧肾上腺和肝脏之间的融合程度不一。当二者只靠疏松组织粘连在一起时，很容易将其分离开
来。但要注意，有时这二者粘连紧密且范围大。此时，应在右侧肾上腺的内侧，先分离出肝脏和下
腔静脉之间的间隙，带过粗丝线，确保右侧肾上腺的后面操作无误。一旦出血，容易控制，止血也
方便。

Step ❸
Knack 术中超声检查

●肝脏游离后，接着通过术中超声检查全肝，确认肿瘤的位置、性状，以及余肝有无其他病变。另外，此时还要明确肝内重要脉管的走行，清楚显示出肿瘤与其附近脉管的位置关系。对照术前3D图像上的模拟手术，辨别出应该切断和应该保留的脉管，并以超声追踪其走行（图1-11）。此时，还要结合肿瘤的大小、位置深浅，在肝表面上设定切肝线。

图1-11 术中超声检查
以术中超声明确肿瘤底边与目标血管的关系，确定哪支脉管应该切断（Glisson鞘S8分支），哪支脉管应该保留（右前叶Glisson鞘和肝右静脉）

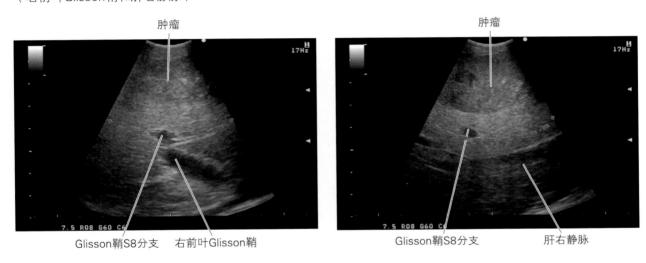

Step ❹
Focus 2 ▶ **切肝前的准备**

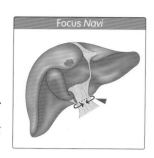

Focus *Navi*

（一）操作的起点和终点

● 施行肝切除术时，Pringle法阻断肝门是减少术中出血的一个有用方法。除外
肝门部严重粘连、分离困难者，几乎所有的肝切除术都应先准备好Pringle法
（图1-12）。

图 1-12 切肝前的准备

ⓐ：开始准备　　　ⓑ：Pringle法

ⓐ　肝脏

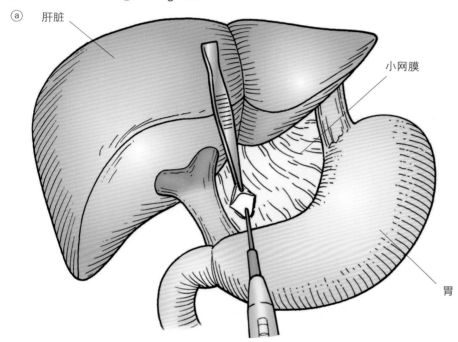

小网膜

胃

ⓑ

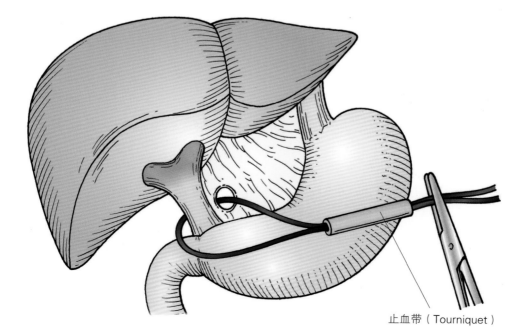

止血带（Tourniquet）

（二）掌握技术方法

◉ 技术方法概要

　　悬吊肝十二指肠韧带，带过一根Nelaton导管，提起导管并收紧，即可阻断肝脏血流。

◉ 掌握技术方法的要点

（1）为了预防肝切除术中发生意外出血，原则上所有的肝切除术前都应准备好Pringle法，以备不时之需。于小网膜的无血管区，用电刀开一小孔。然后自Winslow孔穿过吊带，制作止血带（图1-13ⓐ）。肝切除术中若有出血，应提起吊带并收紧，即可阻断肝门。每次阻断15min，然后松开阻断，以恢复肝脏血流灌注5min。如有必要，可如此重复多次。松开肝门阻断后，即停止肝切除的操作，肝切面覆以盐水纱垫，压迫止血。

（2）在施行选择性半肝血流阻断时，可采用一并处理法分离悬吊左、右Glisson鞘主干，一一制作止血带。具体操作是：在肝门部，看清楚Glisson鞘与Laennec肝包膜的交界线，然后，以组织剪（Metzenbaum）仔细分离二者之间的间隙。途中若遇细小的Glisson分支（Anchor支，直接进入Glisson鞘主干周围的肝实质），应予以结扎切断，但应保留尾状叶门脉分支。自肝门的上方和下方都做一定程度的分离后，就可穿过直角钳，带过吊带（图1-13ⓑ）。

图1-13　肝实质离断前的准备

ⓐ：Pringle法（肝门阻断）　　　　ⓑ：选择性半肝血流阻断

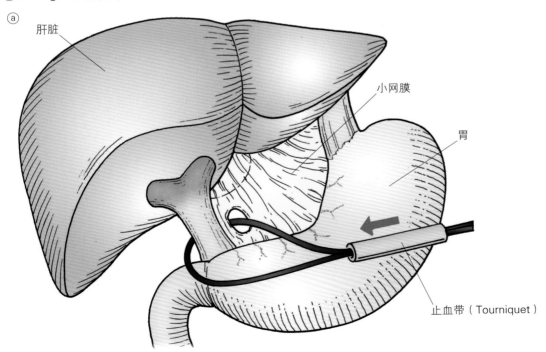

ⓐ

肝脏

小网膜

胃

止血带（Tourniquet）

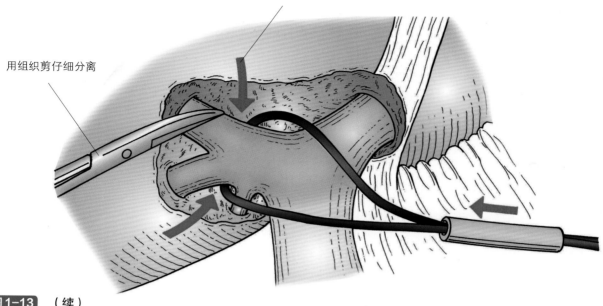

ⓑ

从前方和后方分离Glisson鞘与肝包膜之间的间隙

用组织剪仔细分离

图1-13 （续）

（三）效果评估（Assessment）

Q 哪些肝切除术要准备肝门阻断？必要时，将肝脏血流阻断到何种程度？

▶原则上，所有的肝切除术都应准备肝门阻断。下腔静脉合并癌栓时，还应悬吊肝上下腔静脉和肝下下腔静脉，以备阻断。

Q 何时使用选择性半肝血流阻断？

▶在合并慢性活动性肝炎或严重肝硬化的病例中，要避免术后发生肝衰竭。在这些病例中可使用选择性半肝血流阻断，以期减少血流阻断范围。但是，在以一并处理法悬吊肝门部左、右Glisson鞘主干时，要慎重操作，仔细分离，以免损伤细小脉管。

Q 肝门部粘连严重、无法悬吊肝十二指肠韧带时怎么办？

▶当肝门部有致密粘连，强行分离恐损伤肠管时，就不应勉强应用Pringle法了。此时应采用缝合、微波热凝等其他局部止血的方法进行肝切除，同时注意出血情况。

Step ❺
Focus 3 ▶ **离断肝实质**

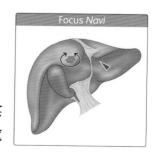

Focus Navi

（一）操作的起点和终点

●一边对照术前在影像学图像上设想的切肝线，一边在肝表面上电刀标记出实际的切肝线。然后，沿着切肝线，逐一切开肝实质，同时要注意保留足够宽的切缘，直至完全切除肿瘤。

图1-14 离断肝实质

ⓐ：离断开始时
ⓑ：离断结束时

ⓐ

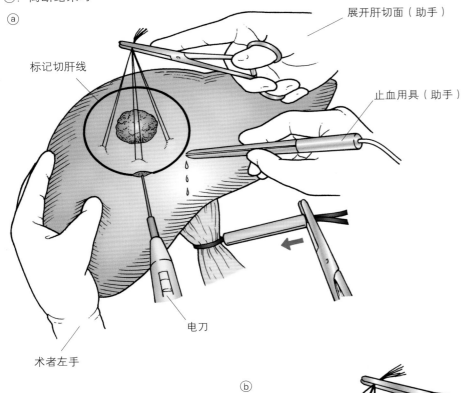

展开肝切面（助手）

标记切肝线

止血用具（助手）

电刀

术者左手

ⓑ

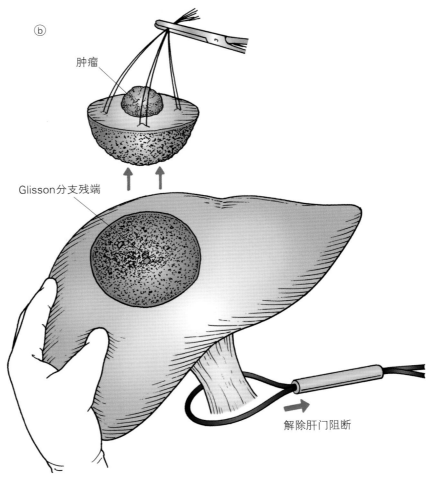

肿瘤

Glisson分支残端

解除肝门阻断

（二）掌握技术方法

◉ 技术方法概要

　　先以电刀在肝表面上标记出切肝线。然后，术者左手和助手双手展开术野，确保视野良好。接着，一步一步地切开、离断肝实质，结扎切断显露在肝断面上的脉管。

◉ 掌握技术方法的要点

1.设定切肝线

● Pringle法准备好之后，再次通过术中超声检查，明确肿瘤的位置，同时以电刀标记出肿瘤在肝表面上的垂直投影点（图1-15）。顺序连接各点，形成一内圆。接着，在距内圆数厘米的外侧，用电刀标记出一同心圆，此即切肝线（图1-14）。当肿瘤位于深部肝实质时，肝切面不要过于陡峭（即肝实质离断方向不要垂直于肝表面），此时应稍稍扩大外圆，确保肿瘤最低点的切缘（图1-16）。

● 巨大肝癌施行肝切除术时，一般情况下多选择二叶切除（半肝切除）或三叶切除（左三叶或右三叶）解剖性切除术，但在残肝功能不足、需尽可能多地保留残肝实质时，也可选择非解剖性肝切除术。此时，要尽量减少残肝的缺血和淤血范围。为此，术前要在3D图像上模拟手术，仔细设定切肝线。

2.离断肝实质

● 沿着先前标记的切肝线，将肝包膜电凝一圈并切开。通常都以Pringle法阻断肝门，即可减少术中出血。每次阻断15min，开放5min，可重复数次。术者可用外科器具（CUSA、Harmonic Scapel、LigaSure、TissueLink等）切开肝实质，也可用钳夹法（Crash and Clamp）或指捏法（Finger Fructure）逐步离断肝实质。与此同时，第一助手持滴水式双极电凝或单极电刀将显露的细小脉管热凝后切断，即PBC技术（Pinch-Burn-Cut Technique）。但是，对直径超过2~3mm的粗大脉管，一律结扎后切断。

● 开始切肝时，应沿着切肝线边缘离断肝实质一周。然后，于切肝线内侧，用大针粗丝线缝合数针作为牵引线。术者左手提起牵引线，调整切肝方向；右手持CUSA等器具切开肝实质。虽然说显露出的、直径超过2mm的肝静脉分支也应结扎后切断，但肝静脉多因纵向撕裂而导致出血的。此时，可以双极电凝热凝出血点周围，即可止血；或者干脆以组织剪（Metzenbaum）于末梢侧剪断此支静脉，其中枢侧断端就回缩，然后以盐水纱布轻轻压迫，即可止血。

扫视频目录页
二维码

（动画时间03：56）

● 在处理深部肝断面上的脉管时，先尽量在其周围稍作分离，这样就可获得良好的视野，清楚地辨别出此脉管的走行，同时也可避免损伤邻近的脉管（图1-17，■◀①）。另外，离断肝实质时，切忌在一个方向上"孤军深入"，应沿着切肝线从多个方向上逐步离断切开肝实质，这样就张开了深部的视野。特别是在切除巨大肝癌时，这一点是十分重要的（■◀②）。

扫视频目录页
二维码

（动画时间03：41）

图 1-15 标记肿瘤

术中通过超声确认肿瘤位置，并以电刀标记肿瘤四周在肝表面上的垂直投影点，顺序连接各点

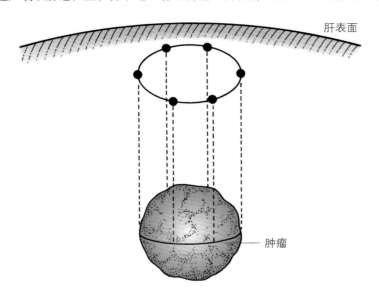

肝表面

肿瘤

图 1-16 设定切肝线

肝断面不要过于垂直，要做在切肝线的外侧，比切肝线稍大些

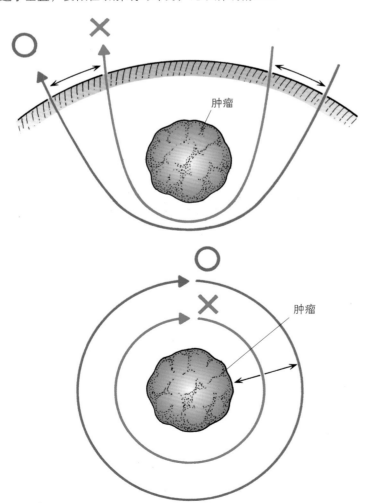

肿瘤

肿瘤

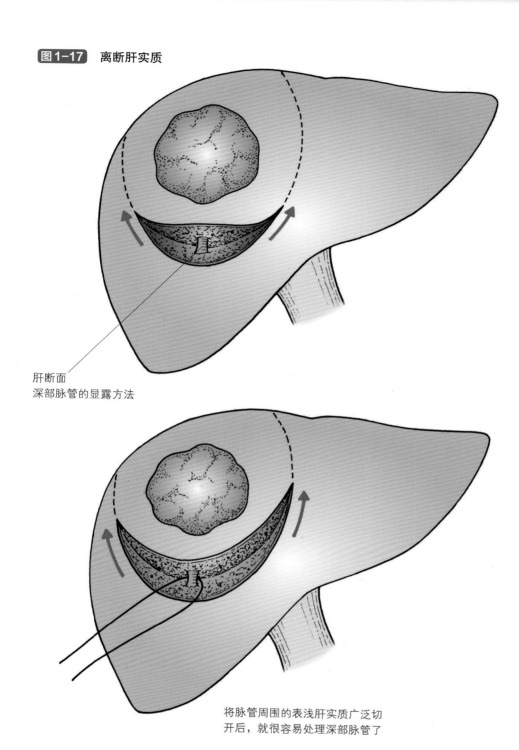

图 1-17 离断肝实质

肝断面
深部脉管的显露方法

将脉管周围的表浅肝实质广泛切
开后，就很容易处理深部脉管了

（三）效果评估（Assessment）

Q 离断肝实质有哪些诀窍?

▶无论是使用CUSA还是Péan血管钳，都应仔细操作，一点一点地逐步离断、切开肝实质，慎防损伤Glisson分支。显露出的脉管，即使再细，也应尽量结扎后切断。这两点肝脏外科医师必须铭记于心。

▶应尽量避免在视野不良的情况下进行深部脉管结扎操作。安全的方法是：先在此脉管的周围稍作分离，张开肝断面，在良好的视野下，辨清脉管的走行，妥善处理之。

Q 如何处理离断肝实质中的出血？

▶吸尽残血，看清出血点。若出血势头弱，可直接采用ABC（Argon Beam Coagulator，氩气喷射热凝）喷射、双极电刀或单极电刀热凝出血点，即可止血。但是，对发生在主要Glisson分支附近的出血，应避免胡乱热凝止血，以免引起脉管的热损伤。

▶出血凶猛时，应先压迫止血，同时应立即阻断肝门、调整体位、中心静脉压（CVP）等缓解出血势头。接着，吸尽残血，探明出血点。若能看清出血点，可以Prolene血管缝线精准缝合血管破口。

▶当出血且视野不良时，应先以纱布压迫止血。之后，稍稍离断出血点周围的肝实质，张开肝断面，在良好视野的情况下，再行止血操作。

Q 如何避免离断肝实质中的陷阱？

▶术前模拟手术的3D图像应反映在术者的脑海中，同时反复多遍地预想：随着肝实质离断的逐步展开，下一步显露出来的该是哪支血管？这样防患于未然，在一定程度上就避免了术中意外出血等突发情况的发生。

▶在肝断面上结扎切断Glisson分支时，不应太靠近肿瘤。同时又要注意：也不能太靠近其根部，应该在适当的位置将其结扎切断，以免导致残留侧的胆管或门脉狭窄。

Step ❻
Focus 4 肝创面止血、关腹

（一）操作的起点和终点

●肝实质离断结束后，移去标本。残肝断面止血，再观察肝周的分离面有无出血。最后确认腹腔内无出血，遂逐层关腹。根据手术的具体情况，必要时应留置腹腔引流管（图1-18）。

图1-18 创面止血和关腹
ⓐ：开始止血　　ⓑ：关腹结束

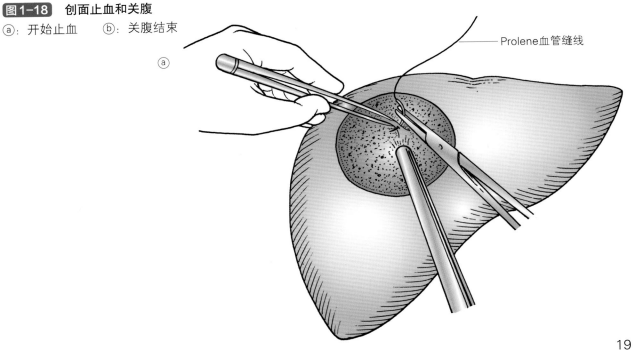

ⓐ

—— Prolene血管缝线

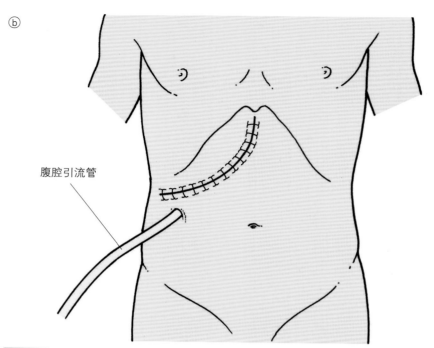

ⓑ

腹腔引流管

图1-18 （续）

（二）掌握技术方法

◉ **技术方法概要**

　　肝断面止血后，再以盐水纱布轻轻压迫5min，确认肝断面无细小出血点或渗血。根据患者的具体情况，可于肝断面下方留置一根引流管。切口下方或肝门部可贴敷防粘连薄膜（Seprafilm）。逐层关腹。

◉ **掌握技术方法的要点**

（1）肝断面必须彻底止血！可应用ABC喷射、双极电刀等热凝止血。若有持续性出血，可使用4—0或5—0 Prolene血管缝线缝合止血。进行胆漏试验后，胆管周围可出现零星点状出血，此时贴敷止血薄膜即可。总之，无论如何，肝断面必须彻底止血！

（2）为了预防术后胆漏，应施行胆漏试验（Leak Test）。即从胆囊管残端插入4 Fr.导管至肝总管，然后向胆道内注入数毫升丙泊酚（Propofol）、染料（ICG稀释液）或空气。注射时，术者应以手指阻断下段胆管。若发现有胆管损伤，虽然可以6—0 PDS可吸收线精准缝合修补，但应注意不能导致胆管狭窄。若明确有胆漏、即时完全修补又有困难时，可切开胆总管，留置胆道引流管，术后持续引流（**图1-19**）。

（3）有时肝断面可发生延迟性出血或胆漏，为此，根据手术的具体情况，可预防性留置腹腔引流管。

图 1-19　留置胆道引流管

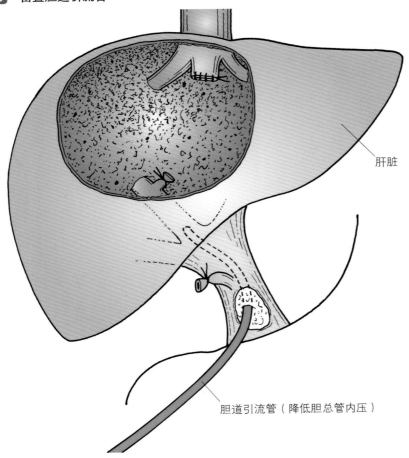

肝脏

胆道引流管（降低胆总管内压）

（三）效果评估（Assessment）

Q 止血时，应避免哪些陷阱？

▶即使有意外出血发生，也不要慌慌张张，应先以盐水纱布压迫出血点，用力适当。然后，阻断肝门、调整体位、降低中心静脉压（CVP）等，待出血势头减缓后，吸尽残血，看清出血点，判明情况，再选择具体止血方法。

Q 哪些患者应该留置腹腔引流管？

▶对常规的肝部分切除术来说，即使不留置腹腔引流管，也不会有什么问题。但是，对合并肝硬化的患者，或伴有多个并发症的高危患者，应该留置腹腔引流管。另外，即使患者的肝功能良好，但术中有大量出血、手术时间过长、手术创伤过大等情况时，应综合判断，最好还是留置腹腔引流管。

Q 关腹时，应该注意哪些问题？

▶关腹时，要注意进针的边距（Bite）和针距（Pitch），一针一针地仔细缝合。"T"形或"J"形切口的拐角是切口疝的好发位置，此处的筋膜层最好锚钉缝合（Anchor），予以加强。

四 疑难解答（Trouble shooting）

● 虽然说能完成定型的肝切除术很重要，但同样重要的是术中临机应变能力，即能十分熟练地选择恰当的方法处理术中意外出血等情况。

（一）术中出血

Q 如何处理肝断面出血？

▶首先吸尽残血，若能确认出血点，即以血管镊夹住出血点。如此，出血若停止，遂以5—0 Prolene血管缝线缝合止血。此时，为了不造成周围胆管或门脉狭窄，应尽量精准缝合（Pinpoint）。

Q 出血凶猛时如何处理？

▶首先以盐水纱布压迫止血。这时，术者双手要像握住肝脏那样从两侧压迫肝断面。切肝时若没有施行血流阻断，应立即以Pringle法阻断肝门。静脉出血时，也可钳夹阻断或半阻断（Half-Clamp）肝下下腔静脉。若中心静脉压（CVP）偏高，应委托麻醉医师设法降低CVP（减慢输液速度、减少潮气量、加快呼吸频率、头高脚低位等）。待出血势头控制后，慢慢地解除压迫，同时吸尽残血，确认出血点后，用5—0 Prolene血管缝线缝合止血。

▶止住出血后，局部应贴敷止血薄膜以彻底止血。另外，对下腔静脉周围的线结，怀疑有松弛、脱落的危险时，应再次结扎或用小针细线缝扎一道，以策安全。

（二）胆管损伤

Q 肝断面肉眼可见胆漏或胆漏试验发现有胆漏时，该如何处理？

▶应以5—0或6—0可吸收线缝合闭锁。

Q 肝门部中枢侧胆管损伤合并胆漏时，该如何处理？

▶此时重要的是使用细线精准缝合胆道破口，因为一旦使用粗线，即有胆道狭窄之虞。胆道破损不能缝合闭锁时，可经胆囊管残端插管至肝总管或直接切开胆总管留置胆道引流管。

（三）术后并发症

Q 术后出血多发生在何时？何处？该如何处理？

▶术后出血多发生在术后48h以内，出血位置多来自肝断面或膈肌分离创面。表现为腹腔引流出红色液体，量大（超过100mL/h），若合并血压循环状态不稳，可考虑再次开腹止血。

Q 胆漏多发生在何时？该如何处理？

▶胆漏多出现于术后4~5日。

▶应测定引流液胆红素浓度，且与血清胆红素浓度比较（引流液胆红素浓度是血清胆红素浓度的3倍以上时，即可诊断为胆漏）。若引流通畅，术后1~2周胆漏可自愈。若引流不通畅，应在超声或CT引导下重新穿刺引流。

Q 腹腔脓肿该如何处理？

▶腹腔内脓肿形成是继发于胆漏或血肿合并了感染。

▶在患者出现发热、WBC升高、CRP升高时，应怀疑腹腔内有脓肿形成，应行腹部超声或CT检查，明确诊断。病情加重时，应尽早穿刺引流。

Q 大量腹水该如何处理？

▶在合并肝硬化的患者中，术后可从引流管中持续引流出大量腹水。

▶大量腹水还可引起右侧胸腔积液，可同时行胸腔穿刺引流。应适当给予白蛋白或利尿剂，以减少腹水潴留。另外，必须定期行腹水细菌培养和药敏试验。留置时间较长时，应定期更换引流管。

Q 预防肝衰竭有哪些方法？

▶对合并严重肝硬化或施行了大范围肝切除的患者，术后应立即查血清总胆红素（T-Bil）、直接胆红素（D-Bil）和凝血酶原时间（PT%，PT-INR），密切观察病情，特别注意有无肝衰竭的发生。

▶肝切除术后头几天，一般都可见总胆红素（T-Bil）、凝血酶原时间（PT%，PT-INR）轻度升高。但术后第5日之后，总胆红素和凝血酶原时间还继续呈升高趋势，这就可判定为肝衰竭了，ISGLS（International Study Group of Liver Surgery）也是这样定义肝衰竭的。此时应进行重症监护，采取综合治疗的方法：维持循环稳定、改善呼吸状态、计24h尿量、维持水电解质平衡、控制炎症反应等。一旦发生了肝衰竭，几乎所有病例的病情都是不可逆的。

◆ 参考文献

［1］ 三木健司, 幕内雅敏: 残肝機能からみた肝細胞癌の手術適応. 外科治療 2003; 89: 161-167.
［2］ 川村秀樹, 神山俊哉, 倉内宜明, ほか: 99mTc-GSAシンチグラフィーを用いた肝障害度別ICGR15による肝予備能の評価. 日消外会誌 2004; 37: 14-20.
［3］ Kaibori M, Ha-Kawa SK, Ishizaki M, et al: HA/GSA-Rmax ratio as a predictor of postoperative liver failure. World J Surg 2008; 32: 2410-2418.

专栏

有时，开腹肝部分切除术是高难度手术

"开腹肝部分切除术"是肝脏外科日常最常见的手术，而且年轻医师在学习肝脏外科的初期，获得主刀机会的手术也多是肝部分切除术。但是，适于肝部分切除的患者多属肝功能不良者，因为他们多合并肝硬化、脂肪肝或化疗后肝损伤等。另外，即使从技术方法上来讲，肿瘤局部定位、确定切除范围等也有很大难度。因此，有不少施行肝部分切除术结果变成了比解剖性切除难度更大的手术。现在，人们逐渐认识到，需处理多支 Glisson 分支、涉及主要干静脉，且切肝量较大的肝部分切除术，应该称之为"高难度的肝非解剖性切除术"。

第2章 腹腔镜肝部分切除术

工藤雅史，後藤田直人 国立がん研究センター一東病院肝胆膵外科

！ 掌握手术技术的要点

（1）掌握手术体位的应用和 Trocar 插入位点的选择。

（2）根据肿瘤的局部位置，掌握展开术野的不同方法。

（3）掌握钳夹破碎法（Crash and Clamp）离断肝实质的技术。

一 术前准备

（一）手术适应证（临床判断）

1. 适于腹腔镜肝部分切除术者

● 小的转移性肝癌，或小肝癌并发肝硬化者。

● 术前常规测定ICG-R15、血清白蛋白、血清胆红素，计算肝损伤程度和Child-Pugh评分，评估肝脏功能。

● 按照幕内标准，凡血清胆红素正常、ICG-R15在40%以下、无腹水的病例都有肝部分切除的指征。

● 即使预料腹腔内有一定程度的粘连，再次肝切除的患者也可选择腹腔镜手术。

2. 不适于腹腔镜肝部分切除术者

● 原发性肝癌侵及Glisson，或肿瘤位于Glisson肝段支的根部，这样的病例应首选解剖性肝切除术。

● 未达到幕内标准、肝功能很差的病例，应选择其他的非手术治疗方法。

（二）手术器械（图2-1、图2-2）

● 腹腔镜专用手术室和非专用手术室的器械配置有所不同（图2-1、图2-2）。

● 使用非腹腔镜专用手术室时，腹腔镜柜和术野显示仪应置于患者的头侧（图2-1）。

● 使用非腹腔镜专用手术室时，电刀、超声刀等主机置于患者左足侧，其接线应从患者足侧绕至术野，方便器械护士传递和接收（图2-1）。

● 吸引装置和超声图像显示仪应置于患者右头侧，收纳于专用橱柜内（图2-1、图2-2）。

● 使用腹腔镜专用手术室时，悬吊式术野显示仪通常配置在患者头侧，腹腔镜柜置于患者左足侧（图2-2）。

● 使用腹腔镜专用手术室时，除了吸引装置和超声图像显示仪外，其余所有器械的接线都应从患者足侧绕至术野，各接线不要相互缠绕，便于术者和器械护士之间的传接（**图2-2**）。

图2-1 器械配置（非腹腔镜专用手术室）

＊：术者可移动的位置，面对肿瘤，方便操作

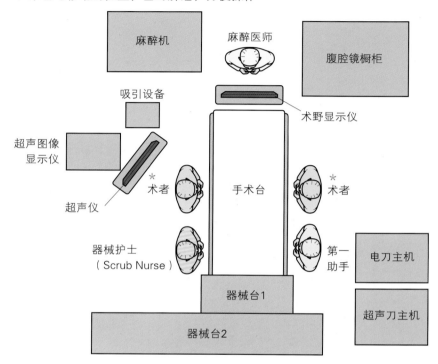

图2-2 器械配置（腹腔镜专用手术室）

所有接线都从手术台足侧绕至术野，这样接线就不易发生缠绕，便于术者和护士之间的传接

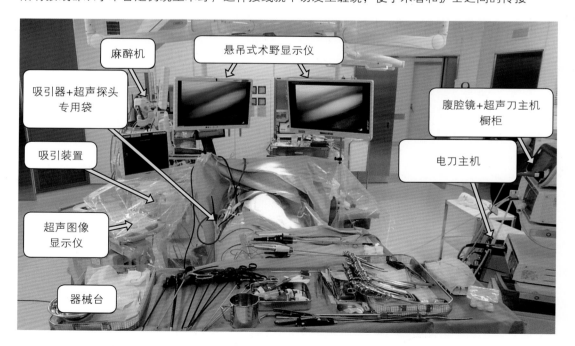

（三）体位选择

- 通常取头高脚低位，头部抬高5°~10°，这样可降低CVP，减少肝实质离断中的出血。除此之外，这样的体位还可减少肠道对术野的干扰。
- 施行S2、S3、S4部分切除时，应取下肢展开位。
- 施行S6、S7部分切除时，应取左侧卧位。
- 施行S5、S8部分切除时，应取左侧半卧位（图2-3）。
- 取左侧卧位或左侧半卧位时，应以Magic-Bed或骨盆固定带妥善固定患者。特别要注意的是左腋窝应垫防压海绵，以免损伤神经。
- 另外，取左侧半卧位时，为了能扩大腹部术野，可将右下肢外展、抬高腰部手术台，这样可更好地伸直腰部（左侧折刀体位，Jack-Knife）（图2-3）。

（四）Trocar 位置选择（图2-4）

- 由于每个病例的肿瘤位置、数目、大小都不尽相同，因此，术前应根据患者的具体情况，讨论Trocar的配置位点。
- 自脐或其周围插入12mm Trocar，供插入镜头。
- 操作孔一般都呈倒梯形或左右对称配置，插入5mm或10mm Trocar。
- 当肿瘤位于肝脏的上半部，即S2、S4b、S8时，离断肿瘤上方肝实质的操作就很困难，此时可在剑突下插入一Trocar（注意：日文文献中S4a、S4b与Couinaud分类正相反）。
- 也有文献报道，在离断肿瘤上方肝实质时，经肋间插入Trocar很有用，但必须特别注意有并发气胸的风险。
- 对再次肝切除的患者，术前应行超声检查，标记出腹内粘连位置。第一个Trocar并非一定要自脐周插入，结合超声标记的粘连位置，避开粘连插入第一个Trocar即可。
- 考虑到腹腔内粘连，插入第一个Trocar时，为了避免损伤肠管，最好采用开放式（Hasson）方法。

图2-3 左侧半卧位
注意右上肢不要过度伸展（①）。右下肢可稍稍外展（②），腰部手术台稍稍抬起，伸长腹部，这样即可扩大术野

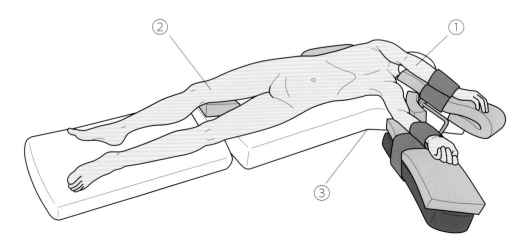

图 2-4 Trocar 的配置

根据肿瘤的位置，各型手术Trocar的基本配置如下

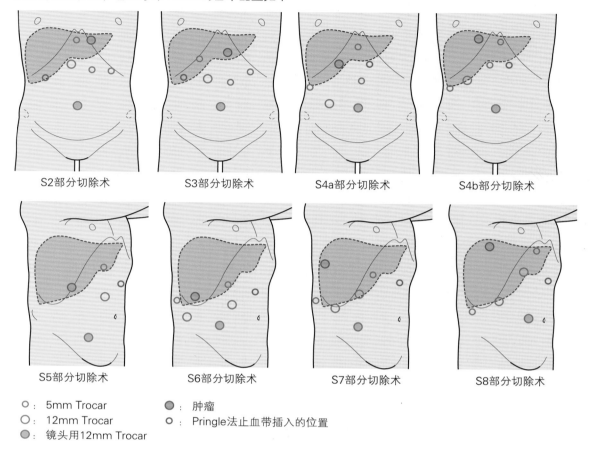

S2部分切除术　　　　S3部分切除术　　　　S4a部分切除术　　　　S4b部分切除术

S5部分切除术　　　　S6部分切除术　　　　S7部分切除术　　　　S8部分切除术

○：5mm Trocar　　　　●：肿瘤
○：12mm Trocar　　　　○：Pringle法止血带插入的位置
●：镜头用12mm Trocar

（五）围术期注意点

1. 术中

● 术中应限制输液，降低CVP，以图减少肝实质离断中的出血。

● 肝实质离断结束前，输液速度应控制在2~4mL/（kg·h）；之后，可调整至5~7mL/（kg·h）。

2. 术后

● 术后第1天即可进食，下地在床边活动。

● 肝部分切除时，并非一定要留置信息性引流管（Information Drainage）。但在高危（High Risk）患者中，为了预防术后出血或胆漏，应该留置腹腔引流管，但可于术后第1天拔除。

● 在合并肝硬化的患者中，为了控制腹水，应适当利尿。

● 通常术后5~7天，即可顺利出院。

二　开始手术——各项技术指标！

（一）手术步骤的注意点

- 以下讲述的是腹腔镜肝部分切除术的标准步骤。
- 通过Pringle法阻断肝门时，要用到的止血带或血管阻断钳，均可自操作孔引进腹腔。此时要选择好Trocar的位置，确认它们不妨碍之后的操作和术野。
- 肝脏左右两叶有多个肿瘤时，应在游离右半肝之前，先切除左叶肿瘤。因为切除右叶肿瘤都需转换成左侧半卧位，这样一旦游离了右半肝，左半肝就落入左侧深部，此时若再去处理左侧病变，操作非常困难。
- 若肿瘤位于膈下，应先行肝脏游离，以便术中进行超声检查（IOUS），准确把握肿瘤的位置。

（二）实际的手术步骤（图2-5）

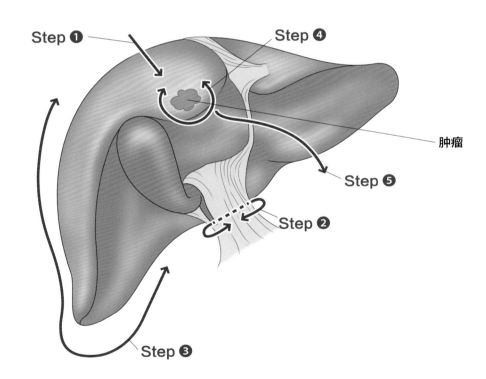

Step ❶
Step ❹
肿瘤
Step ❺
Step ❷
Step ❸

图2-5　实际的手术步骤

【 `Focus` 表示本章节要讲解和学习的技术方法（后有详述）】

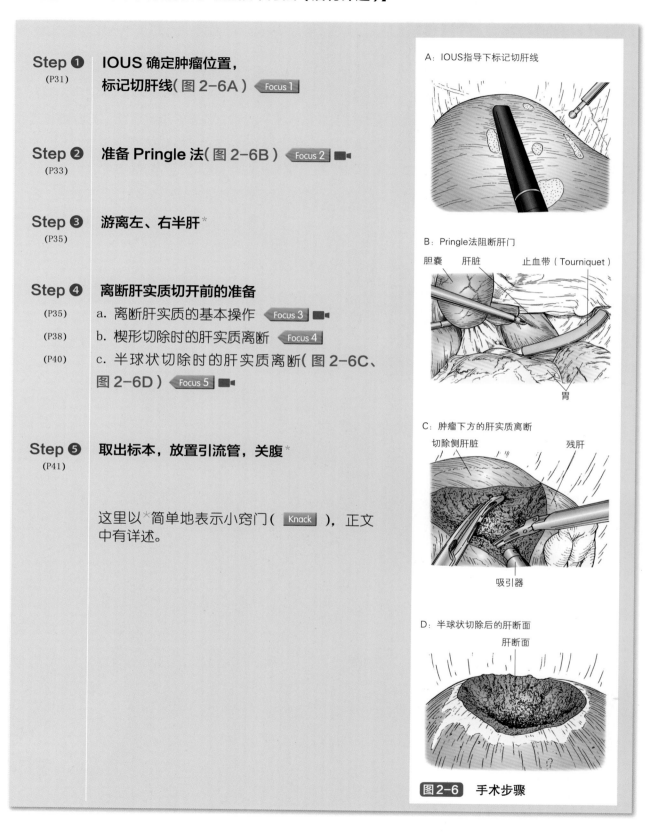

Step ❶
(P31)
IOUS 确定肿瘤位置，
标记切肝线（图2-6A） `Focus 1`

Step ❷
(P33)
准备 Pringle 法（图2-6B） `Focus 2` ◼️◀

Step ❸
(P35)
游离左、右半肝*

Step ❹
(P35)　a. 离断肝实质的基本操作　`Focus 3` ◼️◀
离断肝实质切开前的准备
(P38)　b. 楔形切除时的肝实质离断　`Focus 4`
(P40)　c. 半球状切除时的肝实质离断（图2-6C、
图2-6D） `Focus 5` ◼️◀

Step ❺
(P41)
取出标本，放置引流管，关腹*

这里以*简单地表示小窍门（ `Knack` ），正文
中有详述。

A：IOUS指导下标记切肝线

B：Pringle法阻断肝门

胆囊　　肝脏　　　　　止血带（Tourniquet）

胃

C：肿瘤下方的肝实质离断

切除侧肝脏　　　　　　　　残肝

吸引器

D：半球状切除后的肝断面

肝断面

图2-6　手术步骤

需掌握的技术方法！

Step ❶
Focus 1 ▷ **IOUS 确认肿瘤位置，标记切肝线**

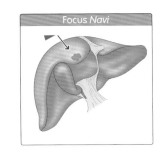

（一）操作的起点和终点
● 准确定位肿瘤，并根据其立体位置关系，标记切肝线（图2-7）。

图2-7 标记切肝线
ⓐ：术中在超声指导下标记切肝线
ⓑ：切肝线示意图

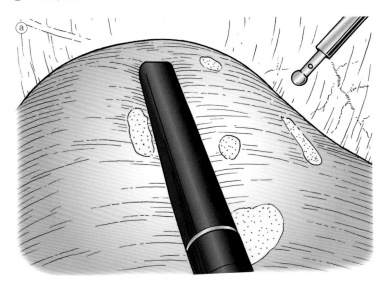

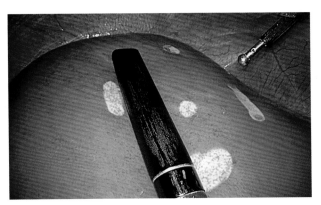

 上方 下方

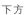

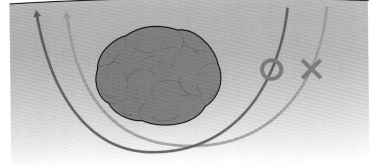

上方的切肝线要有意识地不能太靠近肿瘤

（二）掌握技术方法

◉ 技术方法概要

　　插入腹腔镜用超声探头，先确定肿瘤位置，然后全肝扫描一遍，检查有无其他病变。明确肿瘤和周围脉管的位置关系，确认肝实质离断中应该切断和保留的脉管。测量肿瘤最低点至肝表面的距离。在肝表面上，距肿瘤边缘1~2cm处柔和凝固（Soft Coagulation）标记切肝线，并将其预凝（Pre-Coagulation）一周。

◉ 掌握技术方法的要点

（1）测量肿瘤最低点至肝表面的距离，明确肿瘤的立体关系后，标记切肝线。进行腔镜手术时，一般都从肿瘤下方开始离断肝实质，朝上方提起肿瘤，张开肝断面。当肝实质离断至上方时，就容易太靠近肿瘤。因此，肿瘤上方的切肝线要标记在足够远的位置，这点是很重要的（图2-7ⓑ）。

（2）先以带柔和凝固模式的电刀沿切肝线预凝一周，可预防离断肝实质时的出血。

（三）效果评估（Assessment）

Q 术中超声有哪些特点？

▶术中超声检查时，由于超声探头可直接置于肝表面，因此可获得很清晰的图像。

▶腹腔镜用超声探头可在4个方向上调节入射方向和角度，可行全肝扫描。

▶另一方面，正因为探头的角度是可调节的，检查肿瘤时，要时常注意探头是不是垂直于肝表面的。

Q 肿瘤微小、不能清晰显示时怎么办？

▶在化疗后的患者中，通过超声检查肝脏时常发现肿瘤缩小后而显示不清。

▶此时可结合3D-CT图像，确定肿瘤的立体位置。

▶术中超声造影（Sonozoid®）或ICG荧光染色也是有用的检查方法。

Q 如何应用超声造影和 ICG 荧光染色？

▶术中超声造影可清楚显示距肝表面超过1cm的深部肿瘤。而且，经外周静脉注射造影剂（Sonozoid®）后，可立即显示造影效果，这样就可实时观察血管和肿瘤的位置关系。

▶在因肝硬化肝表面粗糙或因粘连使肝表面高低不平时，因探头不能平整地接触肝表面，肿瘤常显示不清，有时甚至无法行术中超声检查。此时，可应用ICG荧光染色。但是，若肿瘤不在肝表面上，ICG荧光染色也可能不能清楚将其显示出来。

Q 标记切肝线时，如何正确操作腹腔镜？

▶与离断肝实质时不同，标记切肝线时无须放大的视图。此时，镜头最好远离肝脏，看清要标记的全域。

Step ❷
Focus 2 准备 Pringle 法

（一）操作的起点和终点

● 安全悬吊肝十二指肠韧带（图2-8）。

图2-8 Pringle 法阻断肝门

ⓐ：自Winslow孔通过抓钳
ⓑ：止血带阻断法
ⓒ：血管阻断钳阻断法

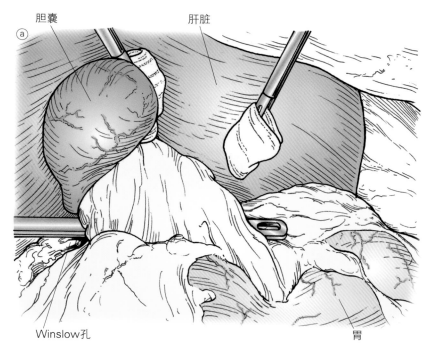

胆囊　　　　　　　　　肝脏

ⓐ

Winslow孔　　　　　　　　　胃

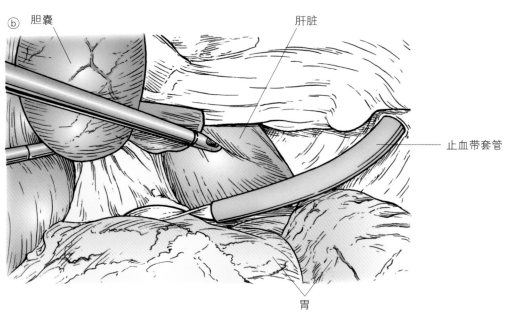

ⓑ 胆囊　　　　　　　　　肝脏

止血带套管

胃

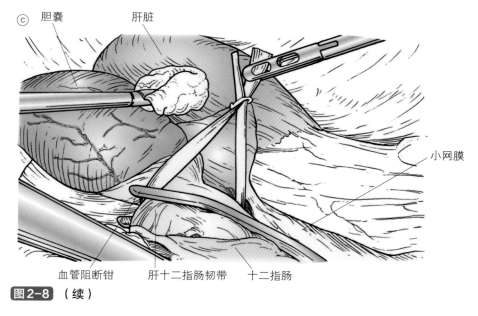

胆囊　　肝脏

小网膜

血管阻断钳　肝十二指肠韧带　十二指肠

图2-8（续）

（二）掌握技术方法

◉ 技术方法概要

（1）术者站在患者右侧，经Winslow孔通过抓钳，助手向上方牵开左外叶，展开小网膜。于无血管区切开小网膜，带过吊带，悬吊肝十二指肠韧带。

（2）应用止血带阻断肝门时，止血带的套管要置于不妨碍视野和操作的位置。

（3）应用血管阻断钳阻断肝门时，要在脐下插入血管阻断钳，尽量远离肝切除部位，以减少阻断钳带来的干扰。

◉ 掌握技术方法的要点

（1）抓钳通过Winslow孔时，要小心地试着从无抵抗的地方穿过。稍稍朝向下后方，就很容易无抵抗地穿过抓钳。此时，可慢慢地自患者的右侧向左侧转换镜头方向，看清Winslow孔里面，插入抓钳（🎞◀③）。

（2）带过吊带时，要注意不要夹带肝十二指肠韧带（🎞◀③）。

🎞◀③

扫视频目录页
二维码

（动画时间 01∶16）

（三）效果评估（Assessment）

Q 在再次肝切除的患者中，要注意哪些问题？

▶若发现肝十二指肠韧带后面有粘连、穿过抓钳时感觉有抵抗，此时绝对不能强行操作！

▶在认为Pringle法阻断肝门并非必须时，要权衡分离肝十二指肠韧带粘连的风险和Pringle法阻断肝门的优点，在确保患者安全的前提下，慎重选择。

Q Pringle 法阻断肝门时，是选择止血带还是血管阻断钳？

▶一般认为，血管阻断钳的血流阻断效果确切，但在肝断面小或血管阻断钳妨碍视野的情况下，用止血带阻断肝门更简便。

Q. 悬吊肝十二指肠韧带时，选择哪种材料的吊带最合适？

▶ 吊带是用来完全套住肝十二指肠韧带的，宜选择组织摩擦力小的材料，如Nelaton导管或聚酯纤维
（涤纶）等，而棉制品的组织摩擦力较大。

Step ❸
Knack 游离左、右半肝

● 为了能顺利地离断肝实质，多数情况下必须先游离右半肝或左半肝。但是，在合并肝硬化的患者
中，即使仅游离右半肝，由于切断了来自膈肌的侧支血管或淋巴管，术后也可导致大量腹水形成。
因此，此时应做最小限度的肝脏游离。另外，在游离肝脏时，一边要看清两侧膈下静脉的走行，不
要损伤膈肌；一边切断分离冠状韧带。

Step ❹ 离断肝实质切开前的准备
Focus 3 ▶ **a. 离断肝实质的基本操作**

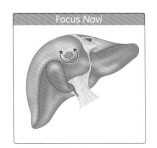

Focus *Navi*

（一）操作的起点和终点

● 沿着标记的切肝线，以LCS（Laparo-Sonic Coagulating Shears）切开表浅肝
实质一周（**图2-9**）。

图2-9 肝实质离断的基本操作

ⓐ：切开肝包膜　　ⓑ：以钳夹破碎法离断肝实质

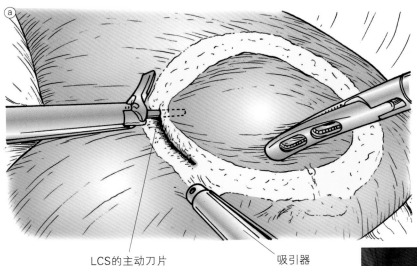

LCS的主动刀片　　　　　　　　吸引器

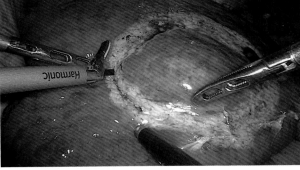

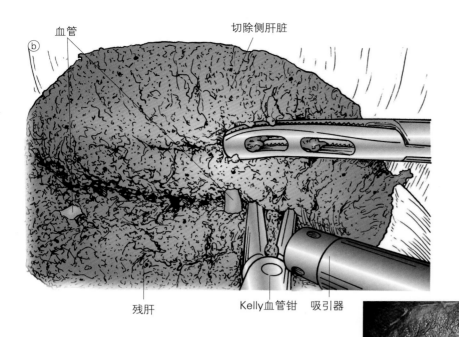

血管　　　　　　　　　　切除侧肝脏

ⓑ

残肝　　　　　　　Kelly血管钳　吸引器

图2-9 （续）

（二）掌握技术方法

> ◉ **技术方法概要**
>
> 　　沿着标记的切肝线，以LCS切开表浅肝实质一周。距肝表面超过1cm的深部肝实质应以钳夹破碎法（Crash and Clamp）切开离断。具体操作是：以Kelly钳一点一点地逐步钳夹破碎肝实质，然后用LCS切断其中残留的细小管道结构。比较粗大的肝静脉或Glisson分支，用Hem-o-Lok夹闭后，用剪刀或LCS切断。

■◀ ④

扫视频目录页
二维码

（动画时间02：09）

> ◉ **掌握技术方法的要点**
>
> （1）LCS直接离断表浅肝实质，几无出血（■◀④）。
>
> （2）以钝头Kelly钳破碎肝实质。插入血管钳时，要特别细心地感觉钳尖有无血管抵抗，避开血管，钳夹破碎肝实质。然后用LCS逐支切断其中残留的细小管道结构（■◀④）。
>
> （3）使用直角钳分离血管时，应紧贴血管壁小心地插入其后面。若插入过深，即可损伤深面的血管，导致意外出血，要特别注意这点（■◀④）。

（三）效果评估（Assessment）

Q 与 CUSA 相比，钳夹破碎法离断肝实质有何不同？

▶与CUSA相比，钳夹破碎法离断肝实质的速度快。另外，使用中弯血管钳，可以非常漂亮地做成半球状的肝断面。

▶与CUSA相比，应用钳夹破碎法时，若胡乱粗暴地插入血管钳，就可损伤血管，引起出血。因此，要小心地插入血管钳，用心体会钳尖的感觉。平时要多练习体会，才能掌握正确的方法。

Q 处理胆管时，应注意什么？

▶若以LCS径直切断胆管，可导致迟发性胆漏。因此，即使是很细的胆管，也应夹闭后用LCS切断。

Q 如何使用等离子电刀的柔和凝固？

▶等离子电刀是双极电凝的一种，它以血管壁上的破口为中心，引起蛋白变性、破口收缩，触发凝血机制，产生止血效果。

▶使用时，以每2s1滴（0.025mL）的速度沿电刀滴下生理盐水，在出血点周围画圆样动作，即可止血。

▶柔和凝固止血时，也可向深部传递热量。因此，在对热损伤敏感的组织或神经附近止血时，要特别小心。原则上，肝门部胆管周围禁止使用双极电凝。

Focus 4 ▶ **b. 楔形切除时的肝实质离断**

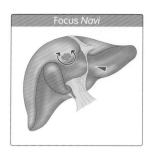
Focus *Navi*

（一）操作的起点和终点

● 肿瘤位于S2、S3、S4a、S5、S6时，可行楔形切除 **（图2-10）**（注意：日文
文献中S4a、S4b与Couinaud分类正相反）。

图2-10 楔形切除后的肝断面
ⓐ：部分S2、S3、S6楔形切除时，可做成一个方向上的肝断面
ⓑ：部分S4a、S5楔形切除时，可从左右两侧做成一个相连的肝断面

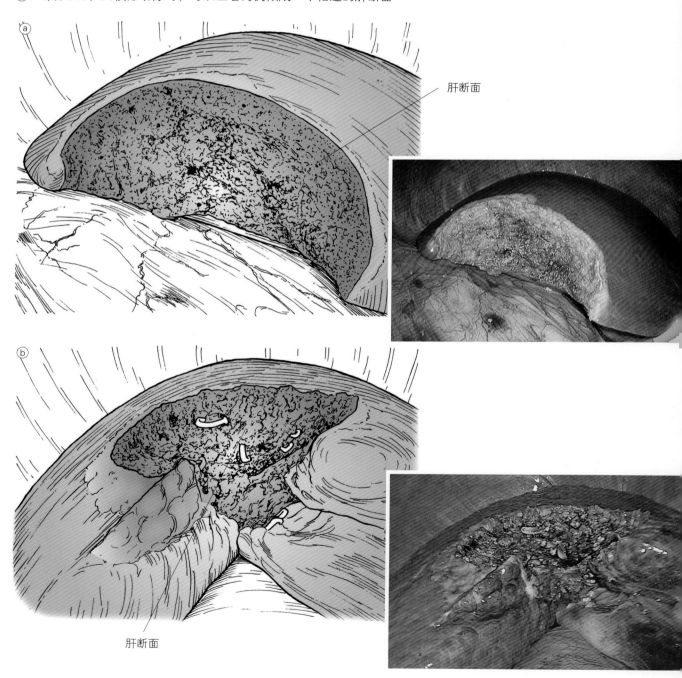

肝断面

肝断面

（二）掌握技术方法

◉ 技术方法概要

　　肿瘤位于S2、S3、S4a、S5、S6时，可进行楔形切除。楔形切除S2、S3、S4a时，术者应站在患者的右侧开始操作；楔形切除S5、S6时，术者应站在患者的左侧开始离断肝实质。术者使用中弯Kelly钳，从距肿瘤约1cm处，一点一滴地钳夹破碎肝实质。助手牵开切除侧肝脏，展开术野。

◉ 掌握技术方法的要点

（1）术中通过超声明确肿瘤位置，标记切肝线，术者使用中钳Kelly钳破碎肝实质，有意识地做成楔形肝断面。楔形切除部分S2、S3、S6时，可从一个方向上径直离断肝实质，形成一个笔直的肝断面。但在楔形切除部分S4a、S5时，要从肿瘤的两侧离断肝实质，两侧的肝断面在肿瘤的上方汇合。

（2）楔形切除时，助手展开的强度是形成一个干净、漂亮肝断面的重要因素。手术时，术者一边要指示助手调整牵引强度，一边离断肝实质，且不能露出肿瘤。

（三）效果评估（Assessment）

Q 楔形切除部分 S2、S3 时，要注意哪几点？

▶楔形切除部分S2、S3时，术者若从右手用Trocar离断肝实质，肝断面就可能从远离肿瘤的上方斜向通过。

▶此时，术者应从左手用Trocar离断肝实质，形成一个笔直的肝断面。

Q 切除胆囊的适应证有哪些？

▶即使是位于S4a、S5的肿瘤，若切肝线不经过胆囊床，笔者认为切除胆囊并非必要。

Q 离断肝实质时，镜头如何操作？

▶只有在放大的视图上，才能辨别肝实质破碎后残留的管道结构是肝静脉分支还是Glisson分支，此时需抵进镜头。

▶但是，并不是说越近越好，因为镜头可能会干扰操作钳子，且镜片容易弄脏，使图像变得模糊不清。

▶最近有厂家已研发了数字变焦（Digital Zoom）或光学变焦腹腔镜，我们期待着新镜头能克服上述缺点。

c. 半球状切除时的肝实质离断

（一）操作的起点和终点
●利用LCS和中弯Kelly钳离断肝实质，有意识地做成半球状肝断面（**图2-11**）。

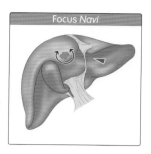
Focus *Navi*

图2-11 半球状切除后的肝断面
ⓐ：从下方开始离断肝实质
ⓑ：半球状切除后的肝断面

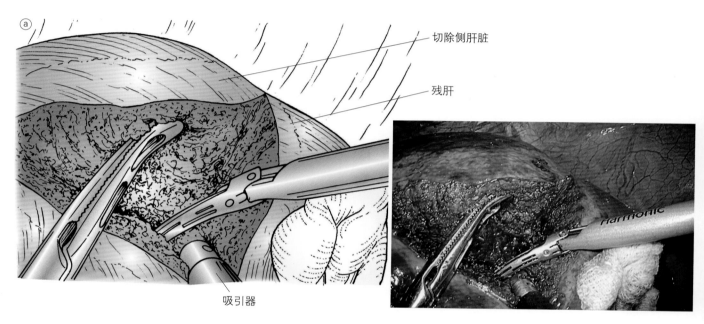

ⓐ

切除侧肝脏

残肝

吸引器

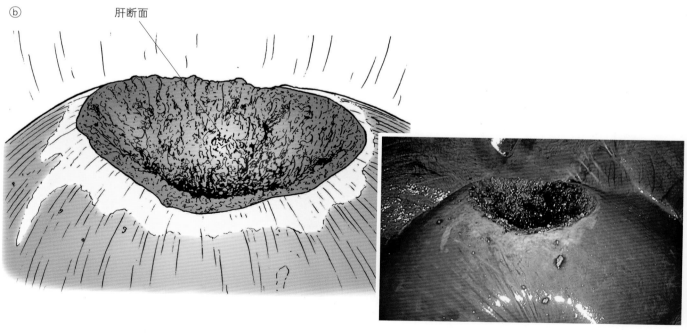

ⓑ

肝断面

（二）掌握技术方法

> ◉ **技术方法概要**
>
> 　　切除部分S4b、S7、S8时，可做成半球状肝断面。术者站在患者的右侧，先从肿瘤下方向肿瘤底部切开肝实质；然后，再从肿瘤左右两侧离断肝实质，超过肿瘤底部后，朝上方进一步离断肝实质。助手一手持夹着纱布的钳子或牵引钳将肝脏压向下方、牵开，另一手持抓钳提起切除侧肝脏，张开肝断面，确保视野良好。
>
>
> 扫视频目录页
> 二维码
> 〔动画时间 02:01〕
>
> ◉ **掌握技术方法的要点**
>
> （1）利用LCS和中弯Kelly钳离断肝实质，注意不要露出肿瘤。从肿瘤下方向其底部离断肝实质时，钳子的弯曲不要朝向肿瘤。从肿瘤左右两侧离断肝实质时，钳子的弯曲应朝向肿瘤。超过肿瘤底部后，钳子的弯曲应朝着肝表面方向（🎬◀5）。
>
> （2）在离断肿瘤上方的肝实质时，术者可站在患者左侧，取剑突下Trocar途径，也可自肋间插入Trocar，离断肿瘤上方的肝实质（🎬◀5）。

（三）效果评估（Assessment）

Q 半球状切除时，如何有意识地朝向肿瘤底部离断肝实质？

▶不要只从下方这一个方向上去离断肝实质，还要从肿瘤的左、右两侧离断肝实质。这样即使到达了肿瘤底部，也张开了肝断面，保证了良好的视野和安全的肿瘤切缘。

Q 右后叶上段部分切除时，右半肝应游离到何种程度？

▶笔者认为游离到方便术中进行超声检查、能安全切除肿瘤的程度即可。

▶特别是在合并肝硬化的患者中，仅游离右半肝就可导致大量腹水形成，因为切断了来自膈肌的侧支血管和淋巴管。因此，应该避免过度分离。

Q 操作钳的把柄正好挡在髂骨上，怎么办？

▶在游离右半肝或行右后叶上段部分切除时，需从右侧肋缘下Trocar插入操作钳，此时右髂脊可妨碍钳子操作。

▶如前所述，此时应调整手术台，可稍稍抬起患者腰部，伸长右腰，这样即可避免右髂脊的阻挡。

Step ❺
Knack 取出标本，放置引流管，关腹

●确认肝断面无出血或胆漏后，用标本袋回收标本，慎防毁坏之。根据标本大小，延长Trocar孔，取出标本。笔者原则上不放置引流管。但若不放心，也可放置引流管。

四 **疑难解答（Trouble shooting）**

●施行腹腔镜肝切除时，最受关注的两个问题是：①术中出血。②术后胆漏。

（一）术中出血

Q 术中出血的好发位置在哪里？

▶用Pringle法阻断肝门后，肝断面的出血几乎都来自肝静脉分支。

▶特别是那些正面朝着切肝方向走行的肝静脉分支，容易导致损伤而出血。

Q 如何预防术中出血？

▶重要的是：肝实质离断前，应行术中超声检查，把握肝静脉的走行，明确可能会出血的肝静脉分支位置。

▶一旦接近肝静脉，应避免过度使用LCS，应以中弯Kelly钳仔细分离、显露出血管。

▶同时，又要避免不必要的显露，在距肝静脉数毫米处离断肝实质就可预防出血。另外，这样还能减少CO_2栓塞的风险。

Q 术中出血如何处理？

▶术者不能慌张，要镇静下来，压迫出血点，这一点是非常重要的。此时，也可试用局部止血材料。

▶贴敷止血材料后，其上再压以纱布。当出血量较大时，应在肝脏的后方插入血管钳，托起肝脏，并从后方压迫肝静脉，以减轻出血。

▶看清出血点后，根据具体情况，可使用双极电凝柔和凝固止血、Hem-O-Lok 夹闭止血、5—0 Prolene 血管缝线缝合止血。

▶出血点位于狭小肝断面的深部时，应先稍稍离断其周围肝实质，确保视野良好，直视下进行止血操作。此时，若一味胡乱地钳夹止血，很可能导致更大的损伤和出血。

Q 术中出血时，术野之外还有哪些处理措施？

▶提高气道内压可增加CVP。此时，应委托麻醉医师减少潮气量，降低气道内压，从而降低CVP。情况紧急时，也可暂停呼吸。

▶最重要的一点是：准确判断，当机立断，中转开腹。因此，平时要多参加或观摩开腹手术，模拟中转开腹也是很重要的。

（二）术后胆漏

Q 离断肝实质时，看见胆漏怎么办？

▶通过Pringle法阻断肝门后，可增加肝内胆管内压，更容易发现胆漏。

▶松开肝门阻断后，肝内胆管内压就下降，反而不容易发现胆漏。因此，在离断肝实质时，一旦发现胆漏，应停止切肝，处理胆漏。

Q 防止胆漏，有哪些措施？

▶重要的是：在离断肝实质的过程中，要明确辨别是肝静脉分支还是Glisson分支。

▶为了判断是肝静脉分支还是Glisson分支，在离断肝实质的过程中应仔细止血，时常保持肝断面"干燥"，形成一个清晰的视野。

▶若判断是Glisson分支，此时即使再细，也应夹闭。

Q 胆漏如何处理？

▶末梢胆管发生胆漏时，若能找到胆管断端，能夹闭时应尽量夹闭，若夹闭困难时，应以单丝可吸收线缝合闭锁。

▶肝门附近的中枢侧胆管出现胆漏时，直接缝合闭锁有胆管狭窄之虞，应该特别慎重。

▶对中枢侧胆管的胆漏也可选择不缝合闭锁，只留置胆道引流管而结束手术。

Q 哪些患者是术后胆漏、肝断面脓肿形成的高危患者？

▶近年来，即使是胆道癌术后肝转移的患者，有不少也可考虑先行化疗再行肝切除术。化疗后的患者是高危人群。

▶在为既往有胆肠吻合的患者施行肝切除术时，由于混有肠道细菌的消化液可反流至肝内胆管，使胆道内压升高，术后并发胆漏或肝断面脓肿的风险大。

▶对这样的高风险患者，针对肠道细菌，预防性使用抗生素是很重要的。

◆ 参考文献

［1］幕内雅敏，高山忠利，山崎晋，ほか: 肝硬变合併肝癌治療のstrategy. 外科诊疗1987; 29: 1530–1536.

［2］金沢静香，金剛寺朋子，坂卷輝代美，ほか: 腹腔鏡下肝切除 手術セッティング－機器の配置，器械出しの現状と問題点－腹腔鏡下肝切除術における手術セッティング簡素化にむけた取り組み 器械の展開と配置，器械出しの工夫. 日本手術看護学会誌2017; 13–12: 250.

［3］Lee W, Han HS, Yoon YS, et al: Role of intercostal trocars on laparoscopic liver resection for tumors in segments 7 and 8. J Hepatobiliary Pancreat Sci 2014; 21: E65–E68.

［4］若林 剛，大上正裕，有沢淑人，ほか: 上腹部開腹既往症例に対する腹腔鏡下胆嚢摘出術 超音波検査による術前癒着マッピング. 胆と膵1992; 13: 67–70.

【术者的权利】

　　腹腔镜肝部分切除术可以说是年轻肝胆胰外科医师（HBP Surgery）的"跳龙门"手术了。但是，因肿瘤大小、位置等多种因素的影响，腹腔镜部分肝切除术的难易程度差别很大，有的甚至连老练的外科医师都感到很困难。虽然已广泛应用难度评分（Difficulty Score）来客观地评价手术的难易程度，但把低分手术的主刀权利全权委托给年轻医师，笔者想，这样做的老练外科医师也很多吧！仅供参考，笔者团队调查了自己医院近年来由年轻肝胆胰外科医师（毕业后 6~13 年）主刀完成的腹腔镜肝部分切除术的难度评分，平均为 5 分。

　　前几天，一位专攻肝胆胰外科（HBP surgery）的年轻同事小 A 和我说了一件事，关于他负责的一个手术难度为 2 分的患者。小 A 理所当然地认为自己是主刀，从开始就站在主刀的位置上做准备。但在整个手术过程中，总觉得指导医师的心情不太好。后来详细询问后才知道，患者好像是指导医师的熟人，指导医师本来打算自己主刀的。因此，年轻的外科医师不要忘记：主刀的权利不仅仅取决于手术难度。

第3章 开腹肝左外叶切除术

鳥口 寬，波多野悦朗 兵庫医科大学肝胆膵外科

> **！掌握手术技术的要点**
>
> (1) 术前应在 3D-CT 图像上详细地模拟手术。特别是要把握每个病例的脉管变异，确定各脉管的切断顺序。
> (2) 熟知 Glisson 鞘和肝静脉的显露以及处理方法。
> (3) 熟知常用器械的使用方法。特别是超声吸引装置（CUSA）和超声凝固切开装置（LCS，Laparosonic Coagulating Shears）的工作原理和使用时注意点。

一 术前准备

（一）手术适应证（临床判断）

1. 适于左外叶切除术者

● 局限在肝镰状韧带以左的肿瘤，均适于进行左外叶切除术。

● 在原发性肝癌患者中，行左外叶切除术时，对肝功能的要求是：①血清总胆红素小于1.0mg/dL（17.1μmol/L）；②无腹水，或有腹水但治疗后消失；③预定残肝ICG清除率（ICG-Krem：Indocyanine Green Clearance of Remnant Liver）大于0.05。

● 在转移性肝癌患者中，当左外叶肿瘤较大、多个病灶，或靠近肝左静脉根部时，应选择左外叶切除，而不是肿瘤局部切除，因为这些患者的肝功能基本正常。另外，笔者所在医院规定：肿瘤直径超过5cm、腹腔内严重粘连时，应选择开腹手术而不是腹腔镜手术。

2. 不适于左外叶切除术者

● 原则上，超出上述标准之外者，均不适于左外叶切除术。但是，在肿瘤较大、左外叶较小时，或者说：如果实际肝切除量不大的话，ICG值即使再差，也有左外叶切除术的指征。

● 另外，当S3的肿瘤靠近门脉矢状部时，从解剖学上来讲，也就靠近了左内叶门脉分支（P4）了，加上肿瘤有经门脉肝内转移之虞，此时应考虑S3+S4切除或左半肝切除。

● 在转移性肝癌时，由于多数肿瘤无包膜，若预料左外叶切除术的肝断面会显露肿瘤，此时应该改做左半肝切除术。

（二）手术体位及器具（图3-1）

● 患者取仰卧位。

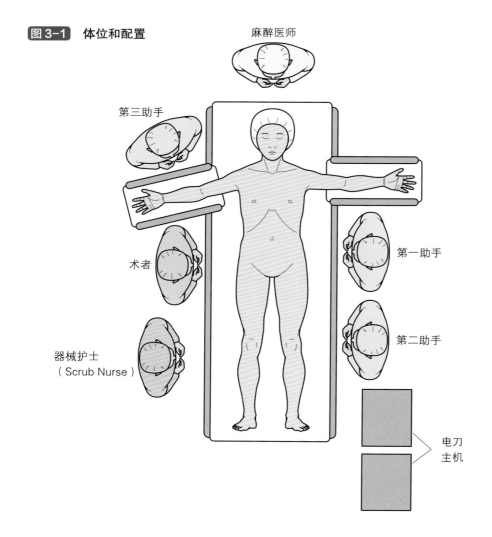

图 3-1 体位和配置

麻醉医师

第三助手

术者

器械护士
（Scrub Nurse）

第一助手

第二助手

电刀
主机

- 术者站在患者右侧，电刀或超声刀等主机放置在患者左足侧，各种接线经患者足侧绕至术野，防止干扰。
- 第一助手站在患者左侧，正对术者。第二助手站在第一助手的左下方。第三助手站在术者的右上方。

（三）切口选择（图 3-2）

- 普通体型患者取上腹正中切口，即可获得良好的术野。对重度肥胖者，考虑到仅采用上腹正中切口不能保证安全视野，可选倒"T"形切口：左侧切开至腹直肌外侧缘，右侧切开至腹直肌外缘以右数厘米处，即可获得良好的视野。
- 在肝圆韧带右侧切开进腹，靠近肝脏结扎切断肝圆韧带，肝侧断端以中弯钳夹住作为牵引，同时用电刀切断肝镰状韧带至肝表面，左右两侧安置肝脏悬吊拉钩，牵开左右两侧肋弓。

（四）围术期的注意点

1. 术前

- 准确评估肝功能。虽然正常肝脏的左外叶切除几乎都不存在肝功能不足的情况，但在合并慢性活动性肝炎或严重肝硬化时，还应进一步测定ICG-R15、ICG-K、ICG-Krem，通过3D-CT图像模拟手术，并计算肝切除量和切除率。这些术前准备工作是十分重要的。笔者所在医院以ICG-Krem大于0.05作为判定标准之一。

● 笔者所在医院术前常规应用SYNAPSE VINCENT图像分析系统模拟手术，且简便易行。除了计算肝切除体积、肝断面面积外，还能从3D图像上把握每个患者的血管走行，明确有无变异。特别是肝左动脉发自胃左动脉、走行在小网膜中时，需辨别此支血管是副肝动脉（Accessory Hepatic Artery）还是替代肝动脉（Replaced Hepatic Artery），这一点是很重要的。同时，还要正确把握动脉走行。

2. 术后

● 从手术当天到第2天早上，应特别注意补液量。包括术中出入量在内，术后根据血压、脉搏、尿量等判断有无循环血量不足，适当增减，准确计算。无须常规给予白蛋白或血浆，但对合并肝硬化等发生肝衰竭风险大的患者来说，最好尽早使用。

图3-2 切口

ⓐ：常用切开（上腹正中切口）　　　ⓑ：肥胖患者的切开（倒"T"形切口）　　　ⓒ：开腹后

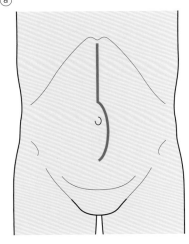

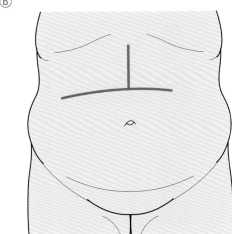

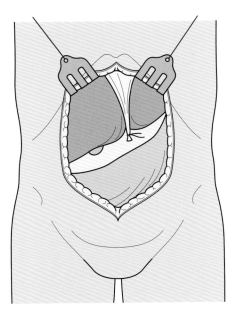

- 原则上，术后第1天（D1）即可饮水，下床。从第2天开始进半流质饮食。根据血清胆红素、PT的变化，确认有无肝衰竭的风险。

- 从第4~第6天，逐渐恢复正常饮食，减少并停止补液。此时，若血清胆红素、PT仍未恢复正常，应按ISGLS（International Study Group of Liver Surgery）标准，判断有无发生肝衰竭。术后血清胆红素、PT若持续下降，说明术后恢复顺利（Grade A）。但血清胆红素、PT于第4~第6天重新升高，应引起注意。

- 笔者术后都常规检查CT，但多在第6~第7天。此时，几乎所有的CT检查都可发现有肝断面积液，虽然积液的量或多或少。若患者同时有发热或其他炎症表现，应怀疑并发了胆漏，应予以穿刺引流。若无炎症表现时，虽说仅进行临床观察即可，但在肝断面积液较多时，术后应随访，检查积液有无增多。同时，还应注意有无胸水、肺不张或腹水，有无合并门脉血栓形成。若无以上这些问题，通常第7~第10天即可顺利出院。

- 虽然文献报道术后腹腔内出血的发生率不尽相同，但需再次开腹止血的比例都在1%以下。通常，肝切除术时肝断面止血都是最仔细的，因此，因肝断面出血而再次进行开腹止血的情况意外很少。最近，几乎所有的左外叶切除术都不放置引流管。因此，在生命体征（血压下降、心跳加快）出现异常时，应首先怀疑是否有腹腔内出血。根据具体情况，必要时应立即进行床边超声或CT检查，以明确诊断。

- 胆漏是肝切除术特有的一种术后并发症，占全部术后并发症的5%~10%，其发生率还是比较高的。若手术时留置了腹腔引流管，且引流出胆汁样液体，此时的诊断是显而易见的。但实际上，迟发性胆漏也很多。许多患者术后前几天恢复很顺利，突然出现发热，此时应怀疑是否有胆漏，应行腹部超声或CT检查以明确诊断、及时处理，这一点是十分重要的。

- 术后大量腹水形成是肝衰竭的症状之一。对于正常肝脏，左外叶切除术几乎都不会导致残肝体积过小，但合并肝硬化时，这种可能性就大大增加。若没有留置腹腔引流管，根据体重增加、腹围增大、自觉症状等应怀疑有大量腹水形成，床边超声可明确诊断。

- 术后若出现少量腹水，临床观察即可。但若有中等量腹水或患者自觉腹胀不适时，首先应利尿、限水，适当给予白蛋白。

- 若有大量腹水且症状明显，如因腹胀而导致食欲不振、营养不良，此时可行腹腔穿刺抽液。因肝衰竭而导致的腹水是没有明确有效治疗方法的，此时只有保肝利尿，一边注意有无感染、门脉血栓形成；一边等待着残肝再生、功能恢复。

二 开始手术——各项技术指标！

（一）手术步骤的注意点

- 以下讲述的是左外叶切除术的标准步骤。
- 在胃大部切除术后的病例中，左外叶肝的脏面与小网膜或胃壁之间有粘连，分离时应小心仔细操作。过度牵拉或分离层面错误都可导致不应该的出血。此时，紧贴肝包膜表面分离（保留肝包膜），几无出血。

（二）实际的手术步骤（图3-3）

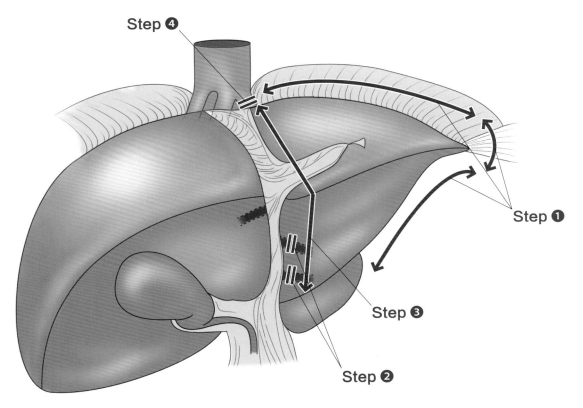

Step ❺ 肝创面止血，放置引流管，关腹

图3-3 实际的手术步骤

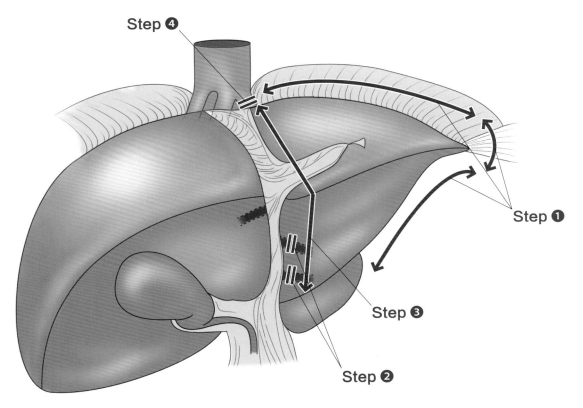

第 3 章 开腹肝左外叶切除术

49

【 _{Focus} 表示本章节要讲解和学习的技术方法（后有详述）】

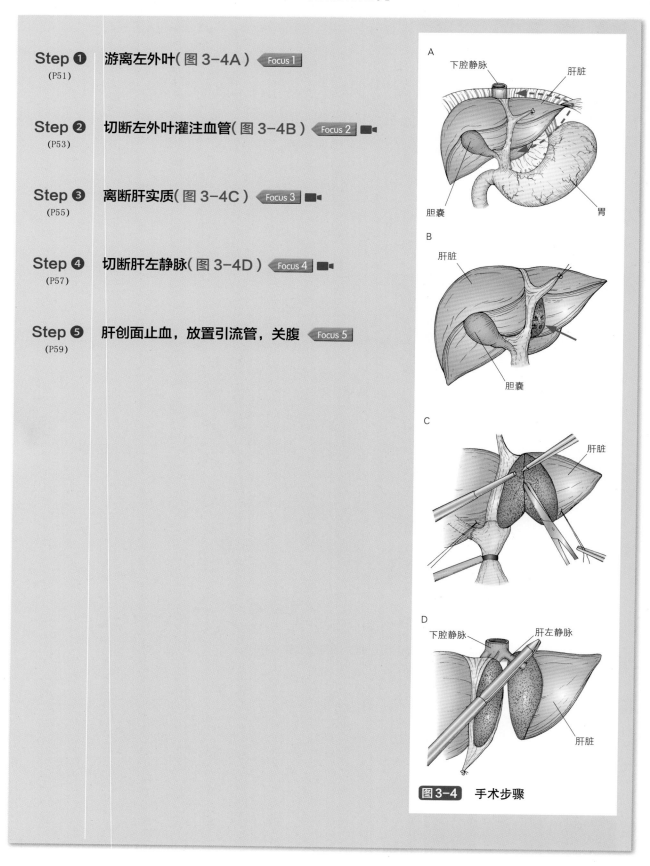

A
下腔静脉　　肝脏
胆囊　　　　胃

B
肝脏
胆囊

C
肝脏

D
下腔静脉　　肝左静脉
肝脏

图3-4　手术步骤

三 需掌握的技术方法！

Step ❶

游离左外叶

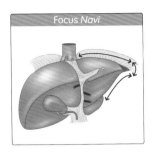
Focus *Navi*

（一）操作的起点和终点

● 用电刀顺序切断肝镰状韧带、左侧冠状韧带和左侧三角韧带，游离左外叶。然后，将左外叶向右上方翻起，看清Arantius管（静脉韧带）的走行，其中枢端即肝左静脉的后壁（图3-5）。

图3-5　游离左外叶

ⓐ：用电刀顺序切断肝镰状韧带、左侧冠状韧带和左侧三角韧带，游离左外叶
ⓑ：看清Arantius管（静脉韧带）的走行后，其中枢端即是肝左静脉后壁

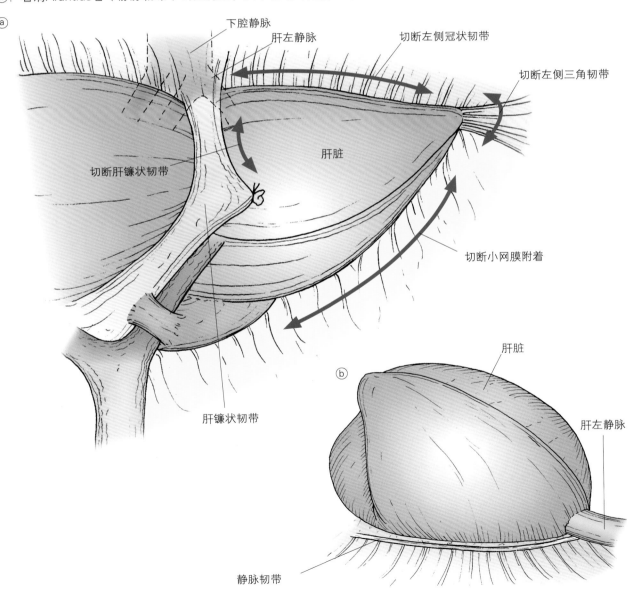

ⓐ

下腔静脉　肝左静脉　切断左侧冠状韧带

切断左侧三角韧带

肝脏

切断肝镰状韧带

切断小网膜附着

肝镰状韧带

ⓑ

肝脏

肝左静脉

静脉韧带

（二）掌握技术方法

◉ 技术方法概要

　　紧贴肝表面，朝向肝中–左静脉合干，用电刀切断肝镰状韧带。接着，向左切断左侧冠状韧带和三角韧带，游离左外叶。靠近肝脏，用电刀切断小网膜的肝附着缘，显露出Arantius管（静脉韧带）。但是，巨大肿瘤时，也可在切断左外叶入肝血管后，再游离肝脏。

◉ 掌握技术方法的要点

（1）应紧贴肝表面切断肝镰状韧带。分离至可辨认肝静脉、下腔静脉前壁的程度即可。

（2）切断左侧冠状韧带时，事先应在左外叶下方塞入盐水纱垫，尽量向上塞至冠状韧带的正下方，这样就可防止损伤膈肌或贲门。

（3）沿着Arantius管（静脉韧带）向上追踪，即可到达肝左静脉根部。在此，Arantius管（静脉韧带）呈扇形张开，连接在肝左静脉后壁上。通常，都在其连接点的稍下方切断Arantius管（静脉韧带），但并非必需。要明确Arantius管（静脉韧带）的走行，因为静脉韧带平面以下就属尾状叶了，其内有发自肝门部的尾状叶Glisson分支。在离断左外叶后方的肝实质时，以Arantius管（静脉韧带）为界，就可避免损伤尾状叶Glisson分支。

（三）效果评估（Assessment）

Q 如何显露左外叶？

▶术者将左外叶压向下方，一边注意左膈下静脉的走行，一边用电刀切断左侧冠状韧带。特别是在内侧，慎防损伤左膈下静脉。

Q 从哪里开始游离左外叶？ 有何巧妙方法？

▶从左向右，用电刀先切断左侧三角韧带和左侧冠状韧带。然后，朝右下方牵开左外叶，以左膈下静脉根部为目标，仔细分离，直至显露出肝中–左静脉合干和肝上下腔静脉的左侧壁。

Q 游离左外叶时，分离到何种程度？

▶紧贴肝表面用电刀切断肝镰状韧带。然后，向左侧完全切断左侧冠状韧带和三角韧带；向右侧切断部分冠状韧带前叶，至显露出肝上下腔静脉前壁即可。

Q 肝中 – 左静脉合干位于哪一层？

▶肝中–左静脉合干包裹在左冠状韧带的前、后叶之间。

Q 游离左外叶时，有何诀窍？

▶在左外叶的后方，于小网膜和膈肌之间，塞入盐水纱垫，并以此为目标切断左侧冠状韧带。

Q 游离左外叶时，有哪些陷阱（Pitfall）？

▶左膈下静脉在肝左静脉根部附近汇入下腔静脉，在分离肝左静脉根部时，若胡乱地使用LCS，其气蚀（Cavitation）效应可损伤左膈下静脉，导致意外出血。有时即使意识到这个问题，但还是损伤了左膈下静脉。因此，在使用LCS时，要特别注意这种气蚀（Cavitation）效应。

▶左侧三角韧带内可能含有血管和胆管，用电刀径直切断后，术后可发生胆漏。虽然这种情况罕见，但最好还是结扎后切断或在LCS闭锁后切断。

Step ❷
Focus 2 ▶ **切断左外叶灌注血管**

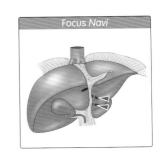

Focus *Navi*

（一）操作的起点和终点

● 完全结扎切断灌注左外叶的血管（**图3-6**）。

图3-6 处理左外叶灌注血管
ⓐ：通过Pringle法阻断肝门　　ⓑ：G2、G3两侧断端均应结扎

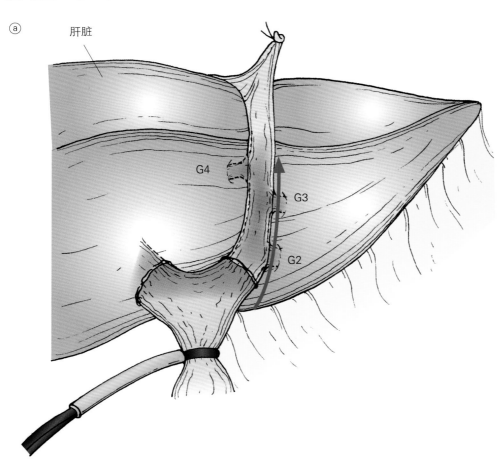

ⓐ　　肝脏

G4

G3

G2

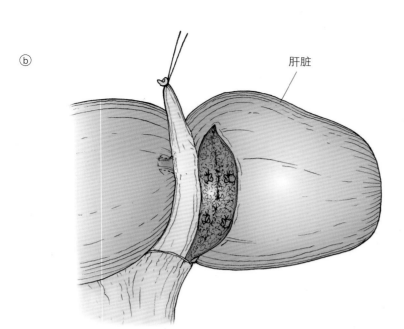

肝脏

图3-6 （续）

（二）掌握技术方法

◉ 技术方法概要

沿着门脉矢状部左缘用电刀切开表面浆膜，结扎切断自此发向外侧的Glisson分支（🎥6）。

扫视频目录页
二维码

〔动画时间 02 : 01〕

◉ 掌握技术方法的要点

（1）首先切断覆盖在门脉矢状部前方的桥状肝实质（常见的是连接在S2和S4之间）。

（2）通常，以一并处理法结扎切断Glisson鞘。中枢侧断端用2—0丝线双重结扎后，再以3—0 Vicryl或4—0 Prolene缝扎一道。末梢侧断端用4—0 Prolene缝线连续缝合闭锁。

（三）效果评估（Assessment）

Q 肝左动脉如何走行？

▶通常，肝左动脉走行在肝十二指肠韧带的左侧，从门脉矢状部底部的外侧进入肝脏。

▶营养左内叶的动脉分支（A4）走行在门脉矢状部的右侧，从左内叶门脉（P4）和左内叶胆管（B4）之间穿过进入肝脏。多数情况下，A4发自肝中动脉。

Q 处理左外叶灌注血管时，有哪些陷阱（Pitfall）？

▶从门脉矢状部发向外侧的门脉分支不只有P2、P3这两支，有时还有几支细小分支，或者是P3发出后旋即又分成两支。因此，应逐支仔细结扎后切断。

▶有时，A4发自肝左动脉，从门脉矢状部后方跨过进入左内叶。此时，若在门脉矢状部外侧结扎切断肝左动脉，左内叶可一过性失去动脉血流灌注。在肝硬化等合并慢性损伤的肝脏中，残肝应尽量避免导致动脉灌注不足的区域，哪怕是一过性的。因此，要特别注意可能产生这种情况的A4走行。

Step ❸
Focus 3 离断肝实质

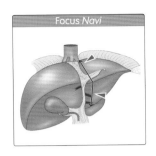

（一）操作的起点和终点
- 离断肝实质至显露出肝左静脉为止（图3-7）。

图3-7 离断肝实质

ⓐ：正在离断肝实质　　ⓑ：肝实质离断结束时

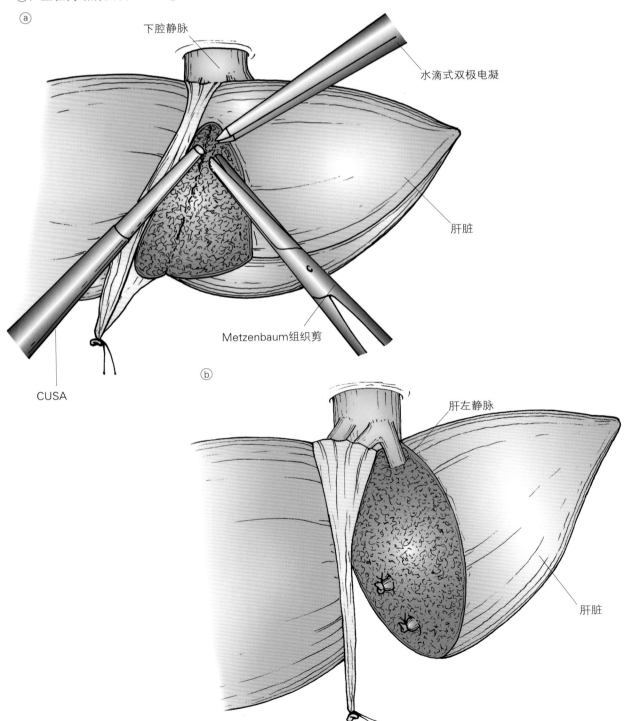

ⓐ

下腔静脉

水滴式双极电凝

肝脏

Metzenbaum组织剪

CUSA

ⓑ

肝左静脉

肝脏

（二）掌握技术方法

◉ 技术方法概要

　　左外叶游离后，通过术中超声检查，测量门脉矢状部左缘与肿瘤之间的距离，测量肝左静脉根部与肿瘤之间的距离。综合这两个距离长度，确定切肝线。最近，也有报道利用ICG荧光来确定肿瘤的位置。在施行定型的左外叶切除术时，一般都将肝镰状韧带左缘设定为切肝线，其上段最好稍稍远离肝左静脉根部。在左外叶肝的脏面，沿着Arantius管（静脉韧带）设定切肝线即可。我们并用CUSA和滴水式双极电凝离断肝实质（🎦⑦）。

◉ 掌握技术方法的要点

（1）切肝前，先悬吊肝十二指肠韧带，准备好Pringle法。
（2）用电刀标记切肝线。在切肝起点的两侧，用大针粗丝线各缝合一针作为牵引线。然后，用LCS切开表浅肝实质。切肝方向：从下往上。在离断深部肝实质时，术者使用CUSA破碎切开肝实质，助手持双极电凝止血、烧灼切断细小管道结构，二人密切配合。

🎦⑦

扫视频目录页
二维码

（动画时间 00：58）

（三）效果评估（Assessment）

Q 进行左外叶切除术时，如何设定切肝线？

▶左外叶肝膈面的切肝线沿着肝镰状韧带左缘走行，其脏面的切肝线以Arantius管（静脉韧带）为准。
▶在上方，若能确保距肿瘤足够远，也可从稍稍远离肝左静脉根部的位置标记切肝线。

Q 离断肝实质有何窍门？

▶切开肝实质后，朝两侧提起牵引线，这样肝断面就变成了以离断线为共同底边、左右对称的两个三角形。然后，沿着上下的方向，均匀地延长这个共同的底边（离断线），慢慢地扩大两边的三角形。
▶使用CUSA时，不要直接以刀头去挖肝实质，要感觉是刀头的振动在破碎肝实质，这一点是十分重要的。同时，每次一小段距离（5mm）不停地来回挪动刀头。若将刀头持续地停留在一点上，即可引起脉管损伤。

Q 如何处理肝断面出血？

▶渗血时，可稍稍张开双极电凝镊子，平压在渗血断面上通电。滴下的生理盐水在镊子两杆之间受热沸腾并蒸干，这样即可引起蛋白质变性凝固，从而发挥封闭（Sealing）作用。
▶使用双极电凝时，术者持CUSA、第二助手持吸引器吸去滴下的生理盐水和残血，同时要防止镊子粘在肝断面上，或撕裂未烧灼的组织而引起出血。

Step ❹
Focus 4 切断肝左静脉

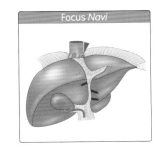
Focus *Navi*

（一）操作的起点和终点

● 切断肝左静脉（图3-8）。

图3-8 切断肝左静脉
ⓐ：用血管吊带（Vessel Lope）悬吊肝左静脉，用Vascular Endo-GIA闭锁切断之
ⓑ：插入Vascular Endo-GIA后，确认没有夹住其他组织

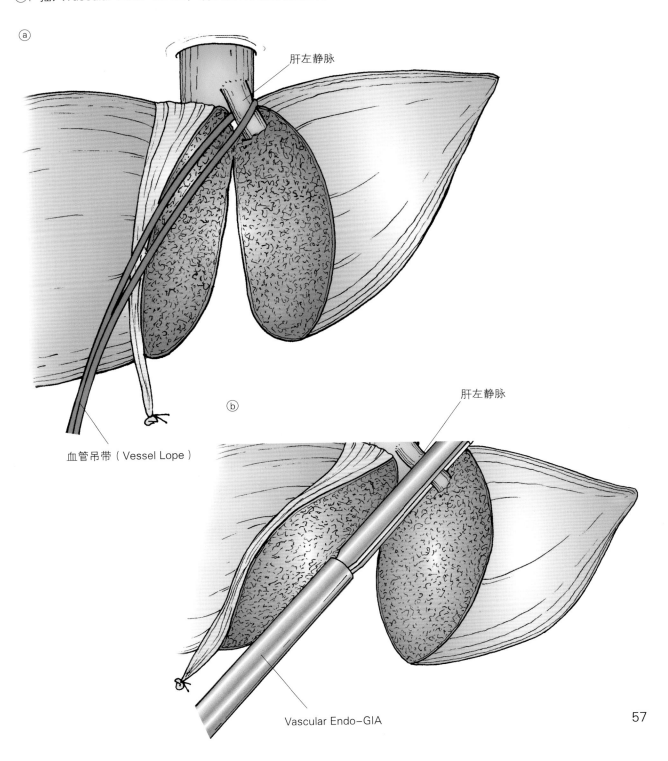

ⓐ

肝左静脉

血管吊带（Vessel Lope）

ⓑ

肝左静脉

Vascular Endo-GIA

（二）掌握技术方法

> ### ◉ 技术方法概要
>
> 　　多数情况下，肝左静脉都与肝中静脉汇合形成合干。因此，在肝外单独处理肝左静脉很困难。一般都是先离断肝实质，最后以Endo-GIA vascular闭锁切断肝左静脉。只要能保证距肿瘤足够远，并非一定要靠近肝左静脉根部切断之（）。
>
> ### ◉ 掌握技术方法的要点
>
> （1）先离断肝实质，显露出肝左静脉根部后，血管吊带（vessel lope）悬吊之。
>
> （2）提起吊带，插入Endo-GIA vascular，闭锁切断肝左静脉。此时要注意不要夹住肝中静脉。

扫视频目录页
二维码

〔动画时间 00：37〕

（三）效果评估（Assessment）

Q 如何显露肝左静脉根部？

▶多数情况下，肝左静脉与肝中静脉都形成合干。因此，没有必要非得从上方将其显露出来。通常的做法是：将游离的左外叶朝右上方翻起，切断小网膜附着，确认Arantius管（静脉韧带）的走行。然后，沿着静脉韧带向上追踪至肝静脉汇入下腔静脉处，此即肝左静脉根部的后壁。

▶多数情况下，仅从上方途径来分离显露肝左静脉主干很困难。通常是先离断肝实质，显露出肝左静脉根部，然后处理之。

▶在肝左静脉根部附近，CUSA刀头与血管长轴尽量保持在切线方向上，从末梢向中枢，每次一点一点的、仔细地将肝实质从静脉上削下来。若以CUSA强力剥离静脉周围的肝实质，即可损伤静脉壁，干净的术野瞬间就湮没在血海之中。因此，一定要注意CUSA的操作方法。

Q 处理肝左静脉时，有哪些陷阱（Pitfall）？

▶在约85%的病例中，肝左静脉都与肝中静脉形成合干。因此，在处理肝左静脉根部时，有可能引起肝中静脉狭窄。

▶在肝断面上显露出一段足够长的肝左静脉根部，然后处理之。这点十分重要。

Step ❺
Focus 5 ▶ **肝创面止血，放置引流管，关腹**

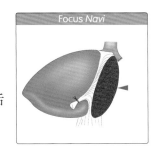
Focus *Navi*

（一）操作的起点和终点

● 肝断面彻底止血（图3-9），放置引流管（图3-10），确认无胆漏，随后逐层关腹。

图3-9 创面止血
吸尽残血，水滴式双极电凝烧灼出血点，并贴敷止血薄膜

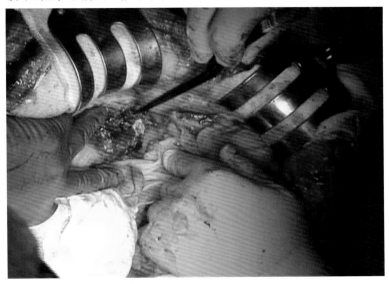

图3-10 放置引流
肝断面下方留置19Fr.硅胶引流管一根

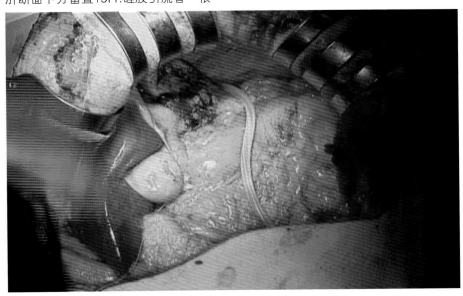

（二）掌握技术方法

◉ 技术方法概要

肝实质离断结束后，解除肝门阻断，肝断面先以盐水纱布压迫止血5min，然后，用双极电凝止血，或ABC（Argon Beam Coagulator）喷射止血。之后，若仍有明显出血，用5—0 Prolene血管缝线缝合止血。最后检查有无胆漏。若止血彻底、检查无胆漏，通常都不放置引流管。若因胆漏等原因需放置引流管时，可于肝断面下方留置硅胶引流管一根，经Winslow孔，于右侧腹壁另戳孔引出体外，妥善固定，引流管接闭式引流袋。

◉ 掌握技术方法的要点

（1）我们常用的肝断面止血方法是压迫止血+滴水式双极电凝止血，必要时加贴敷止血薄膜。虽然止血困难时可考虑缝合止血，但若没有看清出血点就一味地缝合止血可加重血管损伤或引起血管狭窄，导致残肝出现无功能的缺血区或淤血区。

（2）肝断面止血后，轻轻压以干净盐水纱布，检查纱布有无黄染。发现黄染时，相应位点应缝合闭锁。

（三）效果评估（Assessment）

Q 贴敷止血薄膜时，有何窍门？

▶将止血薄膜准确地盖在出血点上，其上再以干纱布压迫1min，然后以生理盐水湿润纱布后，慢慢揭掉纱布。

Q 贴敷止血薄膜时，有哪些陷阱（Pitfall）？

▶贴敷前，肝断面要保持干燥，要使用干燥的镊子夹持。若用湿镊子或湿手指直接操作，不但不能贴上去，止血薄膜反而会粘在镊子或手指上被带出来。

Q 发现胆漏怎么办？

▶发现胆漏时，虽说可以用6—0 PDS缝合闭锁，但要注意避免过度缝合，因为不恰当的缝合可引起胆道狭窄。此时，可经胆囊管插入4Fr.导管至肝总管减压，或涂纤维蛋白胶封闭胆漏。

四 疑难解答（Trouble shooting）

● 施行开腹左外叶肝切除时，最受关注的问题有两个：①术中出血。②术中胆漏。

（一）术中出血

Q 哪里容易引起术中出血？

▶容易出血的位置有两处：左膈下静脉汇入肝静脉处、肝断面。

Q 术中出血的原因有哪些？

▶几乎全因局部解剖不熟悉、手术器具使用不熟练而导致的。另外，术中CVP过高时，即使阻断了肝门，也可发生难以控制的出血。

Q 如何预防术中出血？

▶方法有Pringle法阻断肝门、降低CVP等。麻醉医师的通力协作是不可或缺的。

Q 术中出血时，如何处理？

▶肝断面出血的基本处理方法是压迫止血。压迫后仍不能止血时，可缝合止血，精准缝合出血点。另外，也可贴敷止血薄膜等促进凝血。

▶事先将止血材料裁剪成1.5cm×1.5cm见方的小块，准确盖在出血点上，其上再覆一块稍大的干纱布，以吸引头一边压迫一边吸引，这样既可不卷入周围组织，又可保持干燥的术野（**图3-11**）。

（二）术中胆漏（图3-12）

Q 哪里容易发生胆漏？

▶露出的Glisson处。

Q 术中发生胆漏的原因有哪些？

▶几乎全都因为在离断肝实质的过程中，在显露Glisson的同时损伤了细小胆管分支所致。

图 3-11 术中出血时的处理方法

ⓐ：事先将止血材料剪成1.5cm×1.5cm见方的小块，准确盖在出血点上

ⓑ：其上再盖一块稍大的干纱布，吸引器头轻压纱布并吸引。这样既不卷入周围其他组织，又可保持术野清晰和干燥

ⓐ

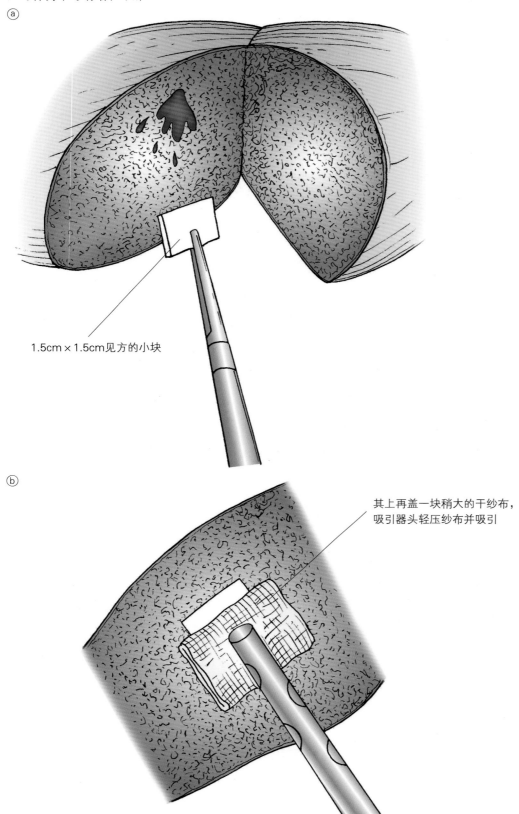

1.5cm×1.5cm见方的小块

ⓑ

其上再盖一块稍大的干纱布，吸引器头轻压纱布并吸引

Q 如何预防术中胆漏？

▶不要遗漏所有应该结扎的脉管。另外，若以CUSA刀头强行剥离Glisson时，也可损伤胆管。

Q 术中发现胆漏，该如何处理？

▶术中发现胆漏时，虽说可以6—0 PDS缝合闭锁，但过度缝合可引起胆管狭窄，应该恰到好处。此时应经胆囊管残端插入4Fr.导流管至肝总管减压，或局部涂布纤维蛋白胶。

图3-12 术中胆漏

胆漏常发生在Glisson的露出部位。发现胆漏时，可以6—0 PDS缝合闭锁。但是，若勉强缝合，可撕裂胆管，之后还可引起胆管狭窄。不能缝合修补时，可自胆囊管残端插入4Fr.导管至肝总管，以减压胆道

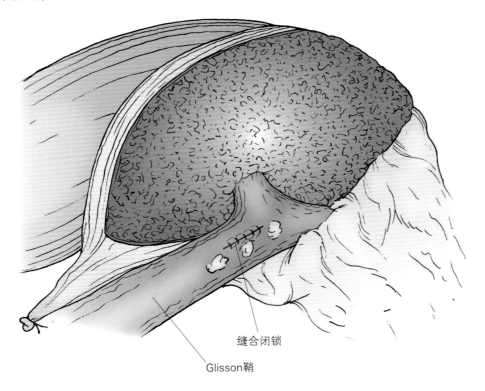

缝合闭锁

Glisson鞘

◆ 参考文献

［1］ 上本伸二 監: 京大式肝臓外科のすべて. 最新医学社, 2015.
［2］ 松田政徳, 松本由朗: 肝外側区域切除術. 消化器外科 2002; 25(6月臨時増刊号).
［3］ 山中潤一: 肝の解剖とその診断. 平成18年度後期日本消化器外科学会教育集会, 2006.
［4］ Yamanaka J, Saito S, Iimuro Y, et al: The impact of 3-D virtual hepatectomy simulation in living-donor liver transplantation. J Hepatobiliary Pancreat Surg 2006; 13: 363–369.
［5］ Yamashita Y, Hamatsu T, Rikimaru T, et al: Bile leakage after hepatic resection. Ann Surg 2001; 233: 45–50.
［6］ Majno PE, Mentha G, Morel P, et al: Arantius' ligament approach to the left hepatic vein and to the common trunk. J Am Coll Surg 2002; 195: 737–739.
［7］ Michels NA: Newer anatomy of the liver and its variant blood supply and collateral circulation. Am J Surg 1966; 112: 337–347.
［8］ Nagino M, Kamiya J, Nishio H, et al: Two hundred forty consecutive portal vein embolizations before extended hepatectomy for biliary cancer: surgical outcome and long-term follow-up. Ann Surg 2006; 234: 507–517.

专 栏

【 左外叶切除术是选择开腹还是腹腔镜? 】

左外叶切除术是最定型的手术，其中包含了初学者在学习解剖学肝切除术过程中必须掌握的、全部的基本操作。因此，年轻的肝胆外科医师一定要体验一下开腹左外叶切除术。然而，自此纳入医保后，现在几乎所有的左外叶切除术都变成了腹腔镜手术了。那些已掌握了开腹手术、老练的外科医师也都选左外叶切除术为起点，来练习腹腔镜肝切除技术。于是乎，我们面临这样一个的现状：可锻炼年轻医师、提供主刀机会的开腹左外叶切除术急剧减少了。另外，即使有开腹左外叶切除术，那也是一些高难度的病例，如因既往手术腹腔内有严重粘连者或巨大肿瘤等原因，不得已而选择开腹手术的。这就造成了肝胆外科目前的情势：原本用来锻炼年轻外科医师的开腹左外叶切除术又全都变成了"高难度"手术。所以在这里，我呼吁身为上级的各位指导医师，请你们多多"思考"一下，要尽可能多地为年轻外科医师提供开腹左外叶切除术的锻炼机会。

第4章　腹腔镜肝左外叶切除术

金沢景繁　大阪市立総合医療センター一肝胆膵外科

> **！ 掌握手术技巧的要点**
>
> (1) 充分游离左外叶。
> (2) 沿着脐裂静脉左缘离断肝实质。
> (3) 选择合适的 Endo-GIA。

一　术前准备

（一）手术适应证（临床判断）

1. 适于腹腔镜左外叶切除术者

- 肿瘤类型、肝功能要求基本上同开腹左外叶切除术，没有变化。从微创这方面来讲，腹腔镜肝左外叶切除术也适于高龄或有全身并发症者。

- 国际会议共识和肝癌诊疗指南都推荐：单发、直径小于5cm的肿瘤是腹腔镜左外叶切除术的最佳手术指征。

- 与右侧肝切除相比，施行左外叶切除术时，左膈下可提高广阔充裕的操作空间，即使是对直径超过5cm的较大肿瘤，只有肿瘤远离Glisson或肝左静脉根部，多数情况下也可施行腹腔镜手术。

2. 不适于腹腔镜左外叶切除术者

- 原则上，需合并血管重建或胆肠吻合、超出左外叶切除的医保范围者，腹腔镜下操作受限者，肿瘤位于肝静脉根部、靠近下腔静脉者，肿瘤浸润膈肌或周围脏器者，均不适于进行腹腔镜手术。

- 但腹腔镜肝切除术有以下利点：术中可维持最适CVP和气道内压，保持呼吸、循环和肾功能，气腹下离断肝实质时可减少肝静脉出血。

（二）手术体位及器具（图4-1）

- 患者仰卧于Magic-Bed，头高脚低（逆Tredenlenburg），下肢张开。这个体位的优点是：离断肝实质时可减少肝静脉出血，在切断肝周韧带、特别是左三角韧带时，可向右侧倾斜手术台，方便操作。
- 包括用来离断肝实质的器械在内，腹腔镜肝切除术需要许多器械，各种器械的摆放常影响到手术效率。我们的做法是：术中超声仪、电刀主机、LCS主机置于患者左侧，CUSA主机和吸引装置置于患者右侧。另外，旁边还应准备好手助装置和开腹探查器械，以便术中出血或视野展开困难时即时提供，以备不时之需。最后，还应准备肝脏拉钩一套，在摆放患者体位时，要预留拉钩立柱的安置空间。

图4-1 体位和配置

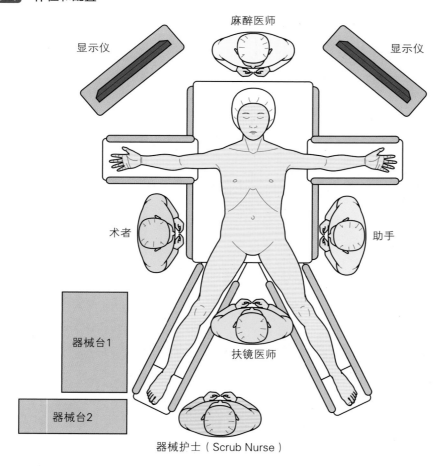

（三）Trocar 配置位点（图4-2）

- 用12mm Ballon Blunt TipTrocar穿刺脐部，插入镜头。右肋缘下锁骨中线处留置12mm XCEL Trocar作为术者操作孔。然后，右侧腹壁、剑突下、左肋缘下锁骨中线处分别留置5mm Trocar一枚。Pringle法的止血带套管置于右侧腹壁。

图4-2　Trocar 的配置和术后腹壁戳孔痕

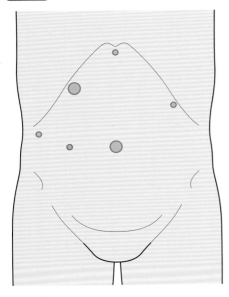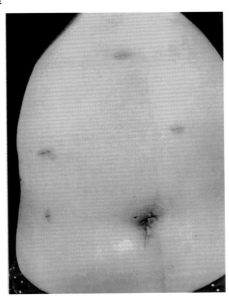

- ◎：12mm Trocar
- ⊙：5mm Trocar
- ⊙：Pringle法止血带套管

（四）围术期的注意点

1. 术前

- 术前应在3D-CT图像上模拟手术。明确肿瘤与门脉矢状部（Umbilical Portion）的位置关系、左外叶Glisson（G2和G3）的分支形态，以及肝左静脉的汇流形式，特别是脐裂静脉的走行。
- 手术前日的下午，患者住院。护士介绍完入院须知后，详细说明手术情况。晚餐后禁食，术前3h禁水。

2. 术后

- 按DVT风险评估指标，多数的腹腔镜左外叶切除术属"中–高风险"组，因为需"3h以上的全身麻醉"和"腹腔镜手术"。因此，术中就应开始采取预防措施（穿弹力袜或间歇性气动按摩）。
- 术后处理按相应的临床路径，约1周后即可出院。具体的是：术后翌日早上即可饮水，中午可进食。原则上，术后2日内拔除腹腔引流管。

开始手术——各项技术指标!

（一）手术步骤的注意点

- 以下讲述的是标准步骤。
- 笔者所在医院规定，施行腹腔镜左外叶切除术时，Glisson或肝左静脉都以Endo-GIA vascular一并处理之。但是，在肿瘤靠近门脉矢状部（Umbilical Portion）时，应逐支处理Glisson分支。

（二）实际的手术步骤（图4-3）

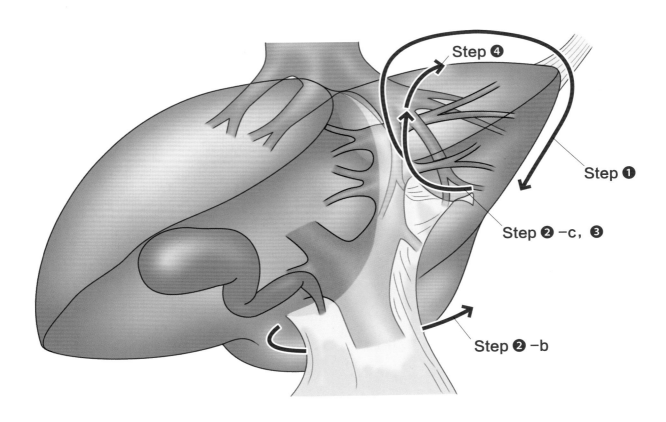

图4-3 实际的手术步骤

【 Focus 表示本章节要讲解和学习的技术方法（后有详述）】

Step ❶　游离左外叶　 Focus 1 ■◀
(P71)

Step ❷　切肝前的准备（图 4-4A）
(P73)　　a. 进行术中超声检查*
(P73)　　b. 准备 Pringle 法*
(P73)　　c. 离断肝实质　 Focus 2 ■◀

Step ❸　（1）Endo-GIA 以一并处理法闭锁切断
(P76)　　　 Glisson（图 4-4B）　 Focus 3 ■◀

(P78)　　（2）逐支处理左外叶 Glisson（图 4-4C）
　　　　 Focus 4 ■◀

Step ❹　用 Endo-GIA 闭锁切断肝左静脉　 Focus 5
(P80)

　　　　这里以*简单地表示小窍门（ Knack ），正文中有
　　　　详述。

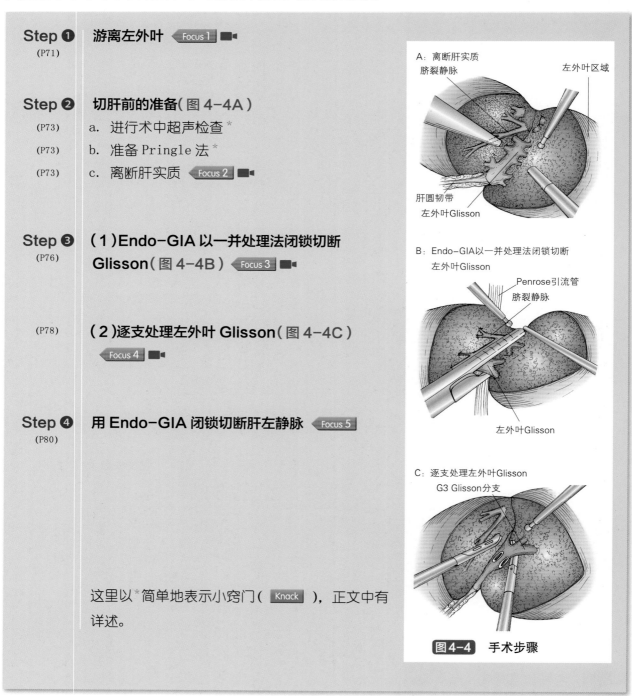

A：离断肝实质
脐裂静脉　　　　　　　　　左外叶区域

肝圆韧带
左外叶 Glisson

B：Endo-GIA 以一并处理法闭锁切断
　　左外叶 Glisson

Penrose 引流管
脐裂静脉

左外叶 Glisson

C：逐支处理左外叶 Glisson
　　G3 Glisson 分支

图4-4　手术步骤

70

三 需掌握的技术方法!

Step ❶

Focus 1 游离左外叶（图4-5）

（一）操作的起点和终点

● 游离左外叶肝的膈面和脏面，明确发出左外叶Glisson的门脉矢状部
（Umbilical Portion）的位置和肝左静脉根部。

图4-5 游离左外叶

ⓐ：开始游离左外叶　　ⓑ：显露Arantius板（静脉韧带板）

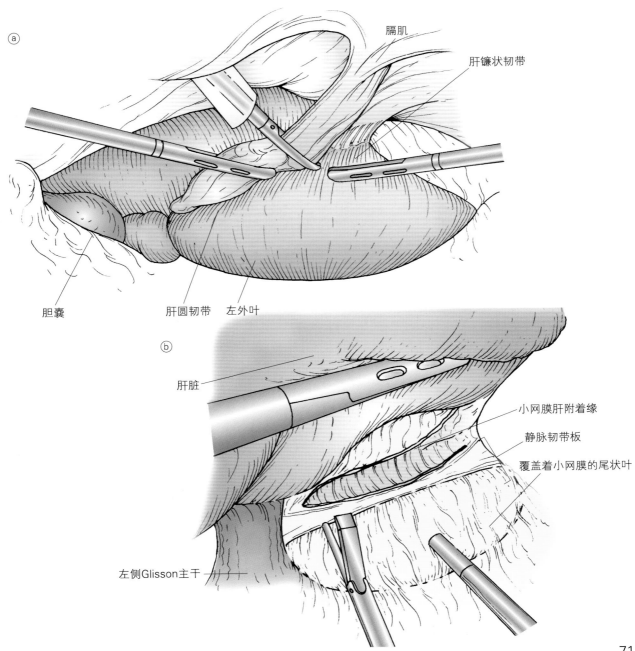

（二）掌握技术方法

◉ **技术方法概要**

扫视频目录页
二维码
（动画时间 01：23）

切断固定左外叶的肝周韧带，即肝圆韧带、肝镰状韧带、左侧冠状韧带和左侧三角韧带，并确认肝左静脉的位置。

◉ **掌握技术方法的要点**

（1）术者设置Trocar（主操作孔）后，插入LCS，切断肝圆韧带。然后，于剑突下插入助手用Trocar（副操作孔）。结扎肝圆韧带肝侧断端，结扎线以钩针（Endo Close）从右肋缘下Trocar的外侧引出体外，留作牵引线。

（2）向右侧倾斜手术台，术者使用剑突下Trocar和右肋缘下Trocar切断肝镰状韧带、左侧冠状韧带和左侧三角韧带。助手从左侧腹壁Trocar插入抓钳，将左外叶压向下方，张开冠状韧带，向内侧仔细分离，这样就可从上方看清肝左静脉根部。

（3）最后，向右上方翻起左外叶，显露其后下方。然后，沿着Arantius板（静脉韧带板），从下往上，分离至肝左静脉根部的后面。这样就可确保在使用Endo-GIA处理Glisson或肝左静脉时有充裕的操作空间（📹9）。

（三）效果评估（Assessment）

Q 如何显露肝左静脉根部?

▶有时，肝左静脉走行很表浅。术前应仔细阅读3D-CT图像，充分把握其走行。

▶切断肝镰状韧带后，继之向两侧大范围切断左右冠状韧带前叶。若能辨认肝中-左静脉合干的位置最好，若不能清楚辨认，此时应先向左切断左侧冠状韧带和左侧三角韧带。之后，从外向内，仔细分离左侧冠状韧带后叶。

▶向右上方翻起左外叶，显露其下后方，这样就可很容易地从后面确认肝左静脉根部。

Q 有肝实质覆盖在左侧 Glisson 主干至门脉矢状部（Umbilical Portion）前方时，该怎么办?

▶在"肝桥"（Bridge of Liver Tissue）发达的病例中，应先切断肝桥，然后再处理左外叶Glisson。

▶肝桥内可能有血管或胆管走行。有时，肝桥与G3前支紧密粘连，应注意这种情况。

Q 如何显露 Arantius 板（静脉韧带板）?

▶将左外叶向右上翻起，在下方，剪开小网膜肝附着处表面浆膜，钝性分离少许，即可显露出一白色条索状物，它连接在左侧Glisson角部后面与肝左静脉根部之间，此即Arantius板（静脉韧带板）（图4-5ⓑ）。

▶由于Arantius板（静脉韧带板）的上方即是左外叶切除后的肝断面的下方，充分分离此位置就可确保在使用Endo-GIA处理左外叶Glisson时有充裕的操作空间。

Step ❷ 切肝前的准备

Knack a. 进行术中超声检查

- 自右肋缘下锁骨中线的12mm Trocar或脐旁12mm Trocar插入超声探头。
- 术中通过超声检查最终确定肿瘤位置、有无其他病变、左外叶Glisson（G2、G3）位置和分支形态、肝左静脉和脐裂静脉走行及其与肿瘤的位置关系。标记切肝线。在施行定型的左外叶切除术时，都以肝镰状韧带左缘至肝左静脉根部连线作为切肝线，即位于脐裂静脉的正上方。

Knack b. 准备 Pringle 法

- 首先，助手以抓钳向上提起左外叶，显露小网膜。术者以超声刀（THUNDERBEAT）于无血管区打开小网膜，其下方即Spiegel叶。
- 接着，助手的抓钳转向右侧肝下，并将上方挡开，术者从右侧Trocar插入钳子，经Winslow孔通向小网膜开口，带过吊带，悬吊肝十二指肠韧带。
- 然后，右侧腹壁另戳孔引出吊带。将22Fr. Nelaton导管裁剪成20cm套管，其内穿过吊带的两端，制作止血带。套管经戳孔引入腹腔。止血带阻断肝门的Pringle法准备完毕。

Focus 2 c. 离断肝实质

（一）操作的起点和终点

- 沿着切肝线，离断膈面肝实质，显露出G3根部或脐裂静脉左侧壁（图4-6）。

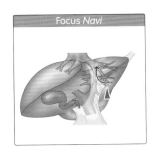

Focus *Navi*

图4-6 离断肝实质

ⓐ：开始离断肝实质　　　ⓑ：显露出左外叶Glisson（G2、G3）和脐裂静脉

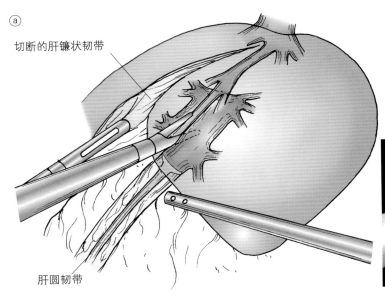

ⓐ

切断的肝镰状韧带

肝圆韧带

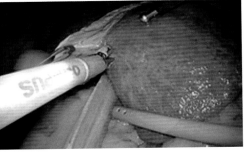

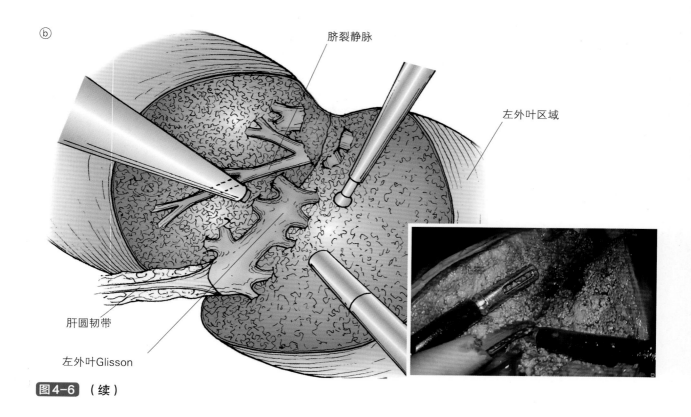

ⓑ 脐裂静脉

左外叶区域

肝圆韧带

左外叶Glisson

图4-6 （续）

（二）掌握技术方法

◉ 技术方法概要

在以Endo-GIA闭锁切断Glisson或肝静脉之前，要离断其膈面肝实质。

▶10

扫视频目录页
二维码

（动画时间02：52）

◉ 掌握技术方法的要点

（1）用LCS切开表浅肝实质。在离断深层肝实质时，需在Pringle法肝门阻断下，LCS以钳夹破碎方式（Clamp and Crash）切开肝实质（即不使用超声凝固模式），或以VIO-CUSA离断肝实质。

（2）在离断膈面肝实质时，可见发自门脉矢状部末端囊部、垂直向上走行的细小S3 Glisson分支。同时，还可见到脐裂静脉的末梢分支。在此过程中，应辨清每支血管的走行，妥善处理之。原则上，沿着脐裂静脉左侧壁从下往上离断肝实质。

（3）在使用Endo-GIA时要特别注意：千万不要将肝断面上的夹子（钛夹、Hem-o-Lok等）卷入其中（（▶10）。

74

（三）效果评估（Assessment）

Q 腹腔镜左外叶切除时，Pringle 法肝门阻断是否必须?

▶Pringle法间歇性阻断肝门在腹腔镜肝切除术中也是很有用的。笔者所在医院规定：施行腹腔镜左外叶切除术时必须常规准备Pringle法。

▶换言之，在应用Endo-GIA处理Glisson时，都应在Pringle法肝门阻断下施行。这样可确认切断后的残端闭锁是否完美，确保安全。

Q 离断肝实质时，有哪些道标（Landmark）?

▶离断膈面的浅表肝实质后，即可发现脐裂静脉的末梢分支，顺此向中枢侧追踪分离，即可显露出脐裂静脉主干的左侧壁。然后，以此为道标，沿其左缘，向上离断肝实质即可。

▶左外叶的Glisson（G2、G3）向左侧走行，逐级分支至末梢。通常，最靠近前的那支是G3。以G3根部距肝表面的距离为准，径直向上离断等深的肝实质。

Q 离断肝实质时，有哪些陷阱（Pitfall）?

▶术中若撕裂了脐裂静脉，其上端（中枢侧）特别难止血。此时，应以Surgicel等局部止血材料压迫出血点，稍稍离断其周围肝实质，结扎切断发向外侧的静脉分支，多数时候即可止血。

▶当G2、G3中枢侧断端有动脉性出血时，若以双极电凝的柔和凝固（Soft Coagulation）模式止血，术后可引起左内叶胆管（B4）狭窄等迟发性胆道并发症，这点应引起足够重视，而且已有这方面的病例报道了。

Step ❸ （1）

Focus 3 **Endo-GIA 以一并处理法闭锁切断 Glisson**

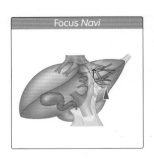
Focus Navi

（一）操作的起点和终点

●安全可靠地处理左外叶Glisson（G2、G3）（图4-7）。

图4-7 **以一并处理法闭锁切断 Glisson**

ⓐ：插入Endo-GIA
ⓑ：切断左外叶Glisson

ⓐ

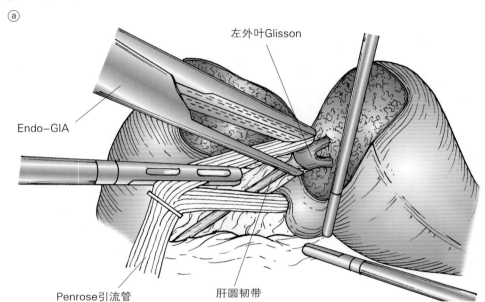

左外叶Glisson

Endo-GIA

Penrose引流管   肝圆韧带

ⓑ

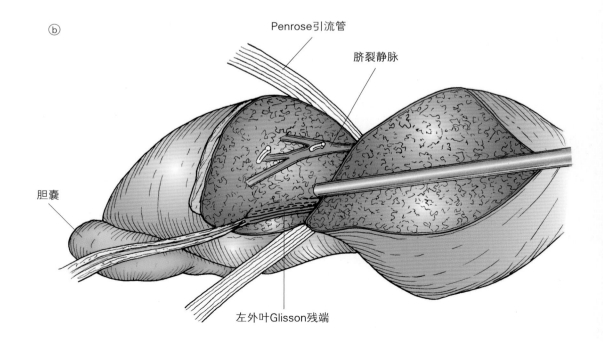

Penrose引流管

脐裂静脉

胆囊

左外叶Glisson残端

（二）掌握技术方法

选择合适的型号，安全可靠地闭锁切断Glisson。

扫视频目录页
二维码

（动画时间 02：11）

◎ **掌握技术方法的要点**

（1）Endo-GIA以一并处理法处理左外叶Glisson（G2+G3）的操作简便，且可快速完成。但是，这种操作也有种种风险，必须有丰富的操作经验，慎重选择吻合器型号，这是很重要的。

（2）确认有足够的空间后，一边注意枪头的方向性，一边安全插入吻合器。应根据Glisson的厚度、残余肝实质的硬度（有无合并肝硬化）等，选择闭合厚度适当的钉仓（Cartridge）。

（3）笔者多选择闭合厚度稍大的三排钉Endo-GIA。另外，先以Perose引流管悬吊待切割组织，可估计Glisson或残留肝实质厚度。同时，牵引吊带，可方便插入Endo-GIA。原则上，应在Pringle法肝门阻断下击发Endo-GIA（📹◀11），完成切割。

（三）效果评估（Assessment）

Q 膈面肝实质离断到何种程度，就可安全使用 Endo-GIA 了？

▶至显露出G3根部和脐裂静脉左侧壁的程度，即可使用Endo-GIA了。但是，要注意的是：每个病例的Glisson厚度或肝实质硬度都不同，特别是合并肝硬化时。

▶笔者的做法是：沿切肝线带过一根8mm的Penrose引流管悬吊左外叶，提起引流管，即可估计剩下的左外叶Glisson和残留肝实质的厚度。必要时可追加离断部分肝实质。

Q 应从哪个 Trocar 插入 Endo-GIA？如何调整方向和角度？

▶多数时候是从右肋缘下Trocar（主操作孔）插入Endo-GIA，枪头笔直地完成钳夹、闭锁、切割等操作。因此，牵引事先留置的Penrose引流管可方便Endo-GIA操作。

▶不能顺利插入枪头时，应确认其头端是不是顶在了周围组织上了，如肝实质等。要看清张开枪头的两杆，确认钳夹的位置和方向是否正确。

Q 击发 Endo-GIA 时，应注意些什么？

▶击发前，应将悬吊的Penrose引流管向外侧挪一挪，以免卷入。另外，应注意是否完全钳夹了待切断结构。确认后击发。

▶如前所述，应在Pringle法肝门阻断下击发Endo-GIA，这样可观察闭锁切断后的残端是否完全、边距是否足够。解除肝门阻断后，残端若有动脉性出血，应以Hem-o-Lok钳夹止血，或缝合止血。另外，还应确认有无胆漏。

第
4
章

腹腔镜肝左外叶切除术

Q Endo-GIA 处理 Glisson 时，有哪些陷阱（Pitfall）？该如何避免？

▶Endo-GIA闭锁切断Glisson后，应确认其断端是否有动脉性出血和胆漏。一般来说，吻合器的闭合厚度越大，切割后残端动脉性出血的可能性就越大，此时应追加钳夹，或缝合止血。但若选用闭合厚度小的钉仓，或2排钉吻合器，则有闭合失败或胆漏的危险。因此，击发后应仔细检查残端状况。

▶在没有完全显露脐裂静脉时，插入Endo-GIA，枪头可能会损伤此静脉，引起出血，这点必须引起注意。

▶有时，Endo-GIA卷入肝断面上的血管夹或器械故障，不能顺利击发。此时，应立即停止操作，张开枪头，原位退出，然后找出具体原因。

Step ❸ （2）

Focus 4 ▶ **逐支处理左外叶 Glisson**

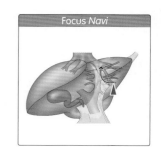
Focus *Navi*

（一）操作的起点和终点

● 安全可靠地处理左外叶Glisson（图4-8）。

图4-8 **逐支闭锁切断左外叶 Glisson（G2、G3）**

ⓐ：开始处理左外叶Glisson
ⓑ： 左外叶Glisson处理完毕

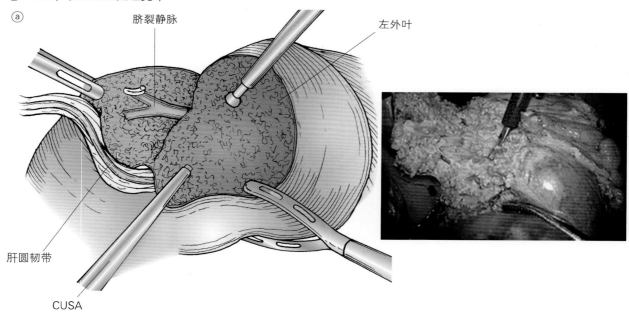
ⓐ

脐裂静脉
左外叶
肝圆韧带
CUSA

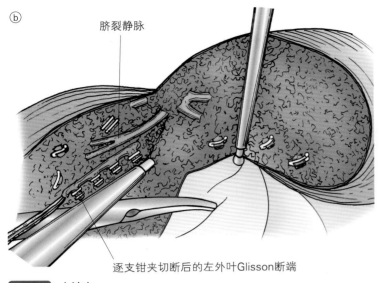

脐裂静脉

逐支钳夹切断后的左外叶Glisson断端

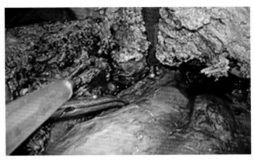

图4-8 （续）

（二）掌握技术方法

⑫

扫视频目录页
二维码

（动画时间02：40）

◉ **技术方法概要**

　　逐支处理左外叶Glisson。

◉ **掌握技术方法的要点**

（1）在肿瘤靠近左外叶Glisson（G2、G3）根部或门脉矢状部（Umbilical Portion）时，Endo-
　　　GIA以一并处理法处理左外叶Glisson就可暴露肿瘤或损伤门脉矢状部；若损伤了肝静脉，
　　　可导致大出血等严重情况。此时，原则上应逐支处理之。

（2）每个病例的左外叶Glisson分支形态都不尽相同，而且还有脐裂静脉（脐裂静脉）分支跨过
　　　切肝线。因此，术前应在3D-CT图像上模拟手术，慎重选择切肝线，术中在Pringle法肝门
　　　阻断下离断膈面肝实质（◼◂⑫）。

（三）效果评估（Assessment）

Q 如何识别左外叶 Glisson ？

▶参考术前3D-CT图像，离断膈面肝实质。一切开脐裂（Umbilical fissure）后方的浆膜，即可到达左外
　叶Glisson的后面。因此，应从膈面和脏面稍稍离断肝实质，从两个方向上确认左外叶Glisson的根
　部。

▶左外叶Glisson是逐级分支至末梢的。在肿瘤靠近Glisson根部时，应慎重处理之。先应确认最近前、
　位于门脉矢状部左侧的G3根部，并以此为道标，进一步离断肝实质，分离显露出G2根部。

▶用Hem-o-Lok逐支钳夹切断G2、G3后，观察左外叶的缺血范围，确认有无遗漏左外叶细小Glisson分支而导致的缺血范围过小。

Q 如何处理左外叶 Glisson？

▶Glisson的处理方法有多种，如结扎后切断，用金属夹或Hem-o-Lok钳夹夹闭后切断，Endo-GIA闭锁切断。各医院都有自己的惯用方法，笔者所在医院的做法是：中枢侧进行双重Hem-o-Lok钳夹后切断。

▶在以Endo-GIA处理粗大Glisson分支时，必须先充分离断其根部周围的肝实质，以保证有足够的操作空间。使用两排钉Endo-GIA时，因其枪头体积小，易于插入和钳夹，但切断后，中枢侧残端有动脉性出血或胆漏的危险，此时一定仔细检查，确认闭锁完全，断端无出血或胆漏。

Step ❹
Focus 5 ▷ 用 Endo-GIA 闭锁切断肝左静脉

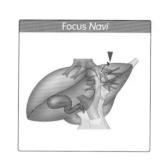

Focus *Navi*

（一）操作的起点和终点
●安全可靠地处理肝左静脉（图4-9）。

图4-9 用 Endo-GIA 闭锁切断肝左静脉
ⓐ：插入Endo-GIA
ⓑ：切断肝左静脉

ⓐ

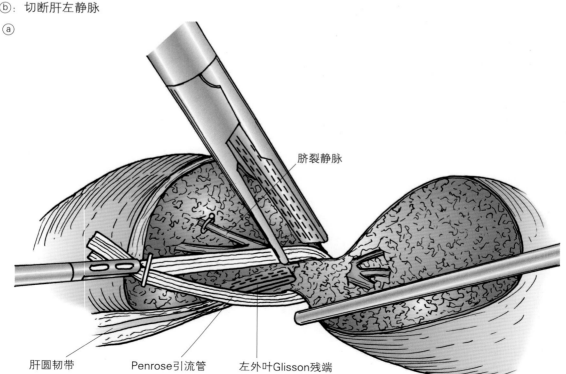

脐裂静脉

肝圆韧带　　Penrose引流管　　左外叶Glisson残端

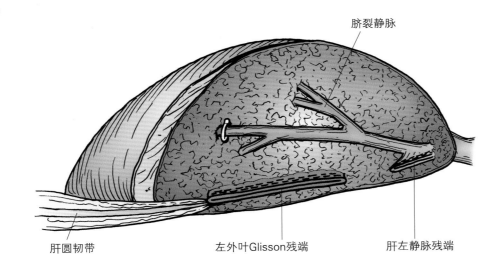

ⓑ

脐裂静脉

肝圆韧带　　　　　　左外叶Glisson残端　　　　肝左静脉残端

图4-9　（续）

（二）掌握技术方法

◉ **技术方法概要**

　　选择适当的钉仓，安全可靠地闭锁切断肝左静脉。

◉ **掌握技术方法的要点**

（1）左外叶Glisson闭锁切断后，肝断面止血，然后以Endo-GIA闭锁切断肝左静脉。虽然此步操作简单，且可快速完成。但是，这是整个腹腔镜左外叶切除术中风险最大的一个操作，必须慎而又慎。

（2）提起Penrose引流管，并向外侧牵开，确认悬吊的残留肝实质厚度及其周围的操作空间。残留的肝实质中包含了肝左静脉。选择闭合厚度适当的钉仓。

（3）肝左静脉根部的操作都伴随着巨大风险，因此，一边确认操作空间充裕，一边安全地插入Endo-GIA。笔者的做法是：以Penrose引流管悬吊包括肝左静脉在内的残留肝实质，方便Endo-GIA操作。

（三）效果评估（Assessment）

Q 肝左静脉应显露到何种程度？

▶要想靠近其根部闭锁切断、且需全周性显露肝左静脉时，必须小心细致地分离，而且分离钳慎重的操作和助手的协同也都是十分重要的。

▶多数情况下，肝左静脉根部的上方仅有一层表浅肝实质，在离断此处肝实质时，也需慎重行事。

▶若肿瘤并非靠近肝左静脉根部，此时无须全周性显露肝左静脉，可以Endo-GIA一并处理肝左静脉及其周围残留的肝实质。

Q Endo-GIA 处理肝左静脉时，应注意些什么？

▶基本上同处理Glisson一样，自右肋缘下Trocar（主操作孔）插入Endo-GIA，张开吻合器，直线性抵及左膈下。但是，由于钳夹有方向性问题，一次击发未必能完全切断，此时应追加闭锁切断一次，或钳夹后切断。

▶用Endo-GIA处理Glisson时，一般都在Pringle法肝门阻断下完成，对控制出血可谓是双重保险。与此相反，在使用Endo-GIA处理肝左静脉时，却伴随着巨大风险。因此，必须慎重选择钉仓、确认钳夹完整、安全可靠地完成击发动作。

▶与处理Glisson时一样，要注意钳夹是否完全。万一，Endo-GIA失灵，不能击发时，应原位张开枪头，慢慢退出，找出具体原因。

▶需靠近其根部处理肝左静脉时，应在脐裂静脉汇入处以远插入吻合器，同时还应注意不能损伤此汇合部。

四　疑难解答(Trouble shooting)

● 施行腹腔镜左外叶肝切除术时，最受关注的问题有两个：①术中出血。②术中胆漏。

(一) 术中出血

Q 哪里容易引起术中出血？

▶ 肝实质离断时，若以Pringle法阻断了肝门，此时的出血都来自肝左静脉及其分支。

▶ 特别是，在显露脐裂静脉左侧壁时，应注意避免损伤之。其在肝左静脉汇入处的出血很难止血，此时分离操作要特别地小心仔细。

扫视频目录页
二维码

（动画时间 01：08）

▶ 在进行再次肝切除术的病例中，已知有粘连但又必须分离肝左静脉根部时，可因误认而损伤肝左静脉。此时，应充分分离肝左静脉的前面和后面，确认其根部无误。

▶ 另外，在肿瘤已压迫了肝左静脉根部的病例中，若施以腹腔镜手术，此处一旦出血，则很难止血，且有大出血的风险。因此，术者必须从严把握腹腔镜手术指征，慎重选择。若坚持施行腹腔镜手术，术者必须估计到各种风险，并明确讲到出血时的具体处理对策（图4-10，📹13）。

Q 术中出血的原因有哪些？

▶ 肝静脉壁菲薄，特别是在有分支汇入的位置，稍加张力，或牵引方向不当，即可撕裂之。

▶ 在腹腔镜肝切除术中，若CVP较高，即使是末梢静脉的出血，有时也很难止血。特别是那些心肺、肾功能不良的患者，术中CVP不宜控制过低。因此，要仔细判别有无腹腔镜手术指征，慎重选择。

Q 如何预防术中出血？

▶ 施行腹腔镜肝切除术时，一般都取头高脚低位。术中需麻醉医师密切配合，特别是在离断深部、靠近粗大肝静脉分支的肝实质时，应委托麻醉医师调整CVP和气道内压，在适当的、低CVP情况下，离断肝实质。

图4-10　术中出血

此病例是肿瘤压迫了肝左静脉根部，施行腹腔镜肝左外叶切除术。因肿瘤压迫，术中分离时损伤了肝左静脉一分支，导致出血。增设手助装置后，顺利完成手术

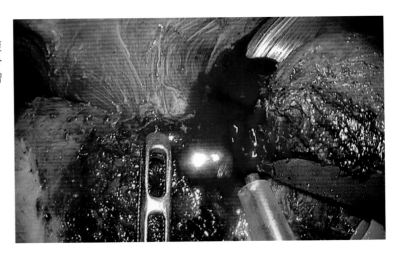

▶离断肝实质时，助手应协同操作，适当地牵引，张开肝断面，展开术野。这样也可预防损伤肝静脉。

Q 术中出血时，如何处理？

▶肝静脉出血的处理措施规范化是很重要的。

▶轻微出血时，使用滴水式双极电凝，几乎可止血。但是，过度电凝止血，可导致肝静脉壁变得脆弱，反而有扩大出血点的危险。这点需引起注意。

▶肝静脉损伤后，不应强行止血或胡乱止血，应先以Surgicel等局部止血材料压迫出血点。同时，稍稍离断其周围肝实质，明确出血点上下端走行后，安全可靠地止血。

▶若损伤了中枢侧肝静脉，确认出血位点后，用血管缝线缝合止血。笔者在施行腹腔镜肝切除术时，都嘱手术室准备LAPRA-TY（可拆除结扎线），一旦出血，可迅速缝合止血。

▶对于无法缝合止血的肝静脉出血，虽说可压以止血薄膜，有时可完全控制出血。但是，此时还应结合手术进展情况，迅速判断是否要增加手助装置，或者中转开腹。这一点是非常重要的。另外，还应想到一点：一旦停止气腹，腹腔内压归零，这可导致肝静脉汹涌出血。因此，在停止气腹前，必须做好一切准备。

（二）术中胆漏（图4-11）

Q 哪里容易发生胆漏？

▶施行腹腔镜左外叶切除术时，肝实质离断方向都呈一直线，且左外叶Glisson（G2、G3）几乎都呈直角被闭锁离断，因此Glisson残端胆漏很少见。实际上，笔者所在医院已施行了50余例腹腔镜左外叶切除术，术后无一例发生胆漏。但是，术中发现Glisson残端胆漏的情况还是有的（■◀14）。

14
扫视频目录页
二维码
（动画时间01：08）

▶另外，覆盖在门脉矢状部前方、连接左外叶和方叶的"肝桥"中也可能走行着胆管，切断时应注意。

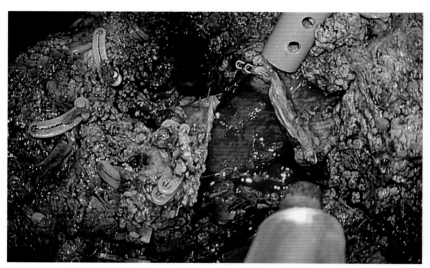

图4-11　术中发现胆漏
腹腔镜左外叶切除术中，Endo-GIA逐支闭锁切断G2和G3。G3粗大，两排钉Endo-GIA闭锁离断后，断端局部可见黄染，明确为胆漏，追加Hem-o-lok钳夹闭锁

Q 术中发生胆漏的原因有哪些?

▶分离显露Glisson时，操作不当。

▶钳夹或Endo-GIA闭锁Glisson时，Hem-o-Lok大小型号或吻合器闭合厚度选择不当造成的。

Q 如何预防术中胆漏?

▶分离显露Glisson时，应仔细操作，不要进入鞘内分离。

▶根据Glisson厚度，选择适当的Hem-o-Lok或钉仓。

Q 术中发现胆漏，该如何处理?

▶术中发现胆漏时，应确认胆漏位点，然后Hem-o-Lok钳夹闭锁，或以LAPRA-TY缝合闭锁。

▶若经上述处理后，仍有胆漏，应行术中胆道造影，查明原因。

▶另外，还应加做胆总管切开，留置4Fr.引流管，进行胆道减压。

◆ 参考文献

[1] Wakabayashi G, Cherqui D, Geller DA, et al: Recommendations for laparoscopic liver resection: a report from the second international consensus conference held in Morioka. Ann Surg 2015; 261: 619–629.
[2] 日本肝臓学会編: 肝癌診疗ガイドライン2017年版, 金原出版, 2017.
[3] 金沢景繁, 塚本忠司, 清水貞利, ほか: 肝の手術におけるピットフォールとリカバリーショット; 開腹および腹腔鏡下系統の肝切除術. 消化器外科2013; 36: 1727–1740.
[4] 金沢景繁, 塚本忠司: 手術記録の書き方　腹腔鏡下肝外側区域切除術. 消化器外科 2014; 37: 788–793.

> **专 栏**
>
> ### 【 安全完成腹腔镜左外叶切除术所需的经验 】
>
> 　　腹腔镜左外叶切除术已是定型的手术了，即使是较大的肿瘤也可施行腹腔镜手术，而且这样的病例还不少。但是，有些病例还是需要丰富经验的。例如，在肝细胞癌合并肝硬化的病例中，有时肿瘤靠近门脉矢状部 (Umbilical Portion)，有时肿瘤压迫了肝左静脉根部。对于这些病例，虽说施行左半肝切除术是很容易的，但从尽量多地保留肝功能这方面来讲，也可选择左外叶切除术，即腹腔镜下沿着肿瘤包膜分离，可顺利地将肿瘤分离出来。而且这样的例子还不少。另一方面，也有这样的病例，因术中怀疑肿瘤侵犯了门脉矢状部 (Umbilical Portion) 而变更为腹腔镜左半肝切除术；或者是在从肝左静脉上分离肿瘤时，因肿瘤压迫，损伤了其分支而导致出血，且腹腔镜下止血困难，需增设手助装置。到目前为止，笔者所在医院已有30多例的腹腔镜左外叶切除术变更为腹腔镜左半肝切除术。另外，笔者团队在施行腹腔镜左外叶切除术时，都于左外叶后面带过一根Penrose引流管悬吊左外叶，这是对付意外出血一个很有用的处理措施。一旦发生肝左静脉出血，提起吊带即可压迫止血，这就腾出了时间增设手助装置。不用说，这样的经验都有助于手术安全、方便变更技术方法。也就是说，即使是在比较容易的定型的腹腔镜左外叶切除术中，也要充分估计和预料到术中会遇到哪些危险？在碰到困难时，有没有临机应变、"反败为胜"(Recovery Shot) 的经验？因此，在学习腹腔镜肝切除术的过程中，和经验丰富的外科医师一起手术是不可或缺的。

第5章　开腹解剖性肝段切除术

真木治文，赤松延久，長谷川潔　東京大学医学部肝胆膵外科，人工臓器・移植外科

⚠ 掌握手术技术的要点

(1) 适当地游离肝脏，分离悬吊肝静脉。
(2) 进行术中超声确定肝实质离断时的解剖性目标，术中超声引导下穿刺目标，肝段门脉、染色目标。
(3) 减少出血，安全、正确地离断肝实质。

一　术前准备

（一）手术适应证（临床判断）

1. 适于解剖性肝段切除术者

● 若肝功能有保障，肝细胞癌原则上都应施以根治性的解剖性切除。因为肝细胞癌容易侵犯门静脉，常合并门静脉癌栓，并导致经门静脉肝的内转移。因此，最好是解剖性切除肿瘤所在的整个门脉灌注区域。

● 即使是大肠癌肝转移，若肿瘤浸润了Glisson鞘，为了不残留缺血区域，也应解剖性切除该支Glisson的支配范围。

2. 不适于解剖性肝段切除术者

● 对肝功能明显不良的病例，应选肝部分切除术或肿瘤剜出术。

● 另外，再次肝切除时，很难明确划分肝段界限，此时也就不要拘泥于解剖性切除了。

（二）手术体位及器具（图5-1）

● 患者取仰卧位，双上肢外展。肝脏拉钩立柱置于患者右肩上方，根据情况，左肩上方或左腋下也可安置立柱1根，牵开两侧肋弓，确保视野良好。安装拉钩时，横梁不要过高，高出患者胸骨约10cm即可，这样牵引肋弓，就可获得良好的视野。虽说在从肝表面穿刺染色时，牵开右侧腹壁并非必需，但在需要进行肝门部操作时，最好还要在患者右侧腋下安置多功能拉钩（Octopus组织固定系统），方便显露术野。另外，还要准备开胸操作，为了便于转换成左侧卧位和消毒右背侧术野，患者应靠右平躺于手术台上（图5-1ⓐ）。还要考虑到助手的经验，当人手不足时，应准备好Thompson拉钩，以便进行全方位牵引（图5-1ⓑ）。

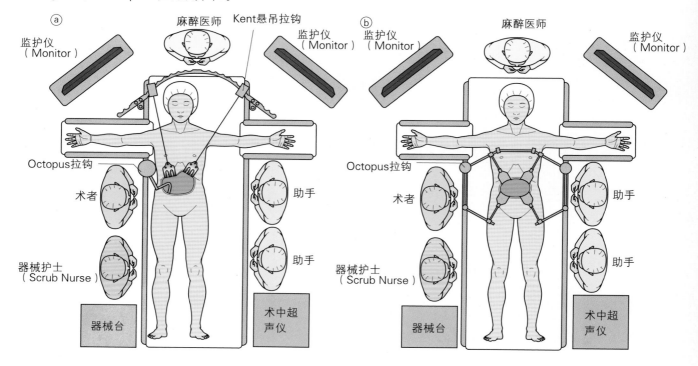

图 5-1 体位和器具

ⓐ：应用Kent拉钩和Octopus拉钩展开术野

ⓑ：应用Thompson拉钩展开术野

- 离断肝实质时，每家医院都有自己惯用的方法，这也无可厚非。笔者基本上都使用破碎钳夹法（Crash and Clamp）：以Péan血管钳（中弯钳）破碎、钳夹肝实质，其中残留的管道结构以LigaSure或Harmonic融合闭锁后切断，这样可平稳、顺利地完成肝切除。准备一把Fogarty血管阻断钳，用于Pringle法阻断肝门。还要准备一些血管缝合线、Satinsky血管阻断钳、Debaky血管阻断钳若干，以备出血时的不时之需。

（三）切口选择（图5-2）

- 我们基本上都取上腹正中切口+右侧肋缘下斜切口切开：先做上腹正中切口，上起剑突，下达脐上3cm，然后斜向右侧第9肋间切开，延续成"J"形（图5-2①）；或水平向右切开，延续成反"L"形（图5-2②）。考虑到将来需再次进行肝切除的患者也为数不少，最好选择我们这样的能对付各式肝切除的切口。另外，需开胸时，向右延长腹部切口至第9肋间即可（图5-2③）；当需要扩大左侧视野时，可向左侧水平切开，延续成倒"T"形切口（图5-2④）；下腹部需同时手术时，向下延长正中切口即可（图5-2⑤）。因此，先做上腹正中切口，进腹探查后，根据具体情况，延续成所需的切口。安装好肝脏拉钩后，正中切口的上端可向上延长2~3cm，自胸骨附着处切除剑突，这样就可更好地牵开肋弓，获得更好的视野。

- 左侧肝切除时，即使只经上腹正中切口，也可确保良好的视野（图5-2⑥）。

- 当肿瘤位于S6、S7时，也有人采取左侧半卧位、经右侧第8肋间的胸腹联合切口（图5-2⑦）。

图5-2 切口

① 横切口斜向右侧第9肋间，延续成"J"形
② 沿第9肋间追加切开，开胸开腹
③ 横切口朝向第10肋间切开，延续成反"L"形
④ 倒"T"形切口
⑤ 延长的上腹正中切口
⑥ 中上腹正中切口
⑦ 左侧半卧位，沿第8肋间的胸腹联合切口

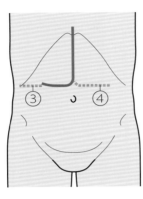
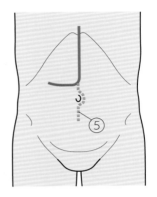
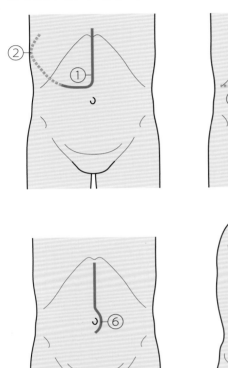
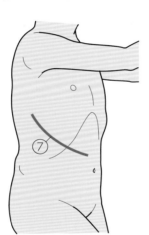

（四）围术期的注意点

1. 术前

●除了常规术前检查外，还要测定ICG-R15，评估肝脏功能。

●对合并肝硬化等肝功能不良的患者，应予以利尿治疗，控制腹水。

●施行肝脏超声+超声造影检查，明确肿瘤的位置，把握肿瘤与其周围血管的关系。

●术前在CT图像上测量肝脏体积，计算出预定残肝体积。

●应用图像分析软件，在3D图像上模拟手术（图5-3ⓐ）。

●综合影像学检查图像，术者亲自绘制示意图，能加深对解剖的理解（图5-3ⓑ）。

●根据肝功能的具体情况，术前应讨论最适术式和备选术式。

●术者还应想到以下可能：肝硬化比预想的严重、肿瘤长大了、肿瘤侵犯了血管、发现新病灶等。

- 应想到术中有变更术式的可能，从最小的手术到最大的手术都应有所估计，这种估计是十分重要的。

2. 术后

- 确认有无腹腔出血。

- 确认有无切口感染。

- 发生胆漏时，是否能仅靠引流待其自愈？是否需要ERC-ENBD胆道减压？若经上述处理后，患者症状无改善，还应讨论是否需要再次进行手术。

- 若有胸闷、呼吸费力、SO₂下降时，可考虑胸腔穿刺抽液。床边超声检查有无胸水潴留。

- 发热时，必须仔细检查，找出发热原因。必要时行腹腔增强CT检查。

图5-3 术前 3D 图像模拟手术

ⓐ：3D图像

分色显示S8各个门脉分支的灌注区域。黄色和浅绿色区域相当于S8背侧段，若切除这2个区域，估计不会有肿瘤残余。紫红色区域是S8的腹侧段。土黄色区域是S5

ⓑ：术者手绘草图

画出了肝静脉（浅蓝色）和门静脉（浅绿色）的走行。可见肿瘤（红色）位于S8背侧段。浅蓝色的圆圈表示肝囊肿等良性病灶

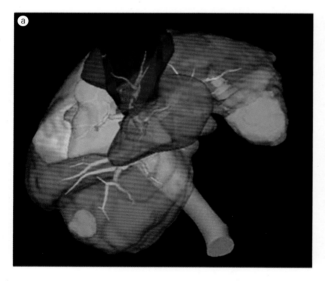 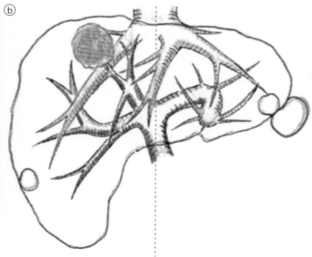

二 开始手术——各项技术指标!

（一）手术步骤的注意点

● 以下讲述的是标准手术技术。

● 肝内门静脉分支形态多样。根据肿瘤的具体位置，穿刺灌注肿瘤的门静脉分支，染色肝段，业已证明这是一种有用的方法。有时，一个肝段可有不止1支的灌注门静脉，此时应逐支穿刺，染色整个肝段；或穿刺保留侧门静脉，对染（Counter-Staining）残留侧肝实质，这样才能完全切除整个肝段。术中应灵活运用这些穿刺染色技术，力求解剖性切除肝段，这点是十分重要的。

● 与肝叶切除不同，肝段切除后的肝断面大多不是一平面，而是一个不规则的多面体。因此，即使是经穿刺染色法确定了肝段界限，术中也应多行超声检查、核对，以免迷失切肝方向，这一点也是十分重要的。

（二）实际的手术步骤（图5-4）

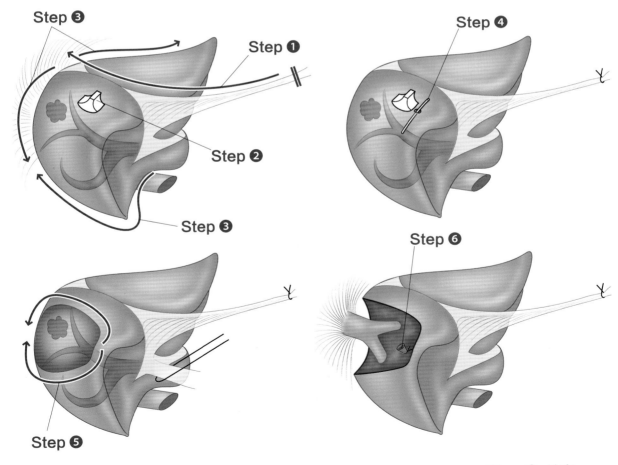

图5-4　实际的手术步骤

Step ❼ 关腹

第5章　开腹解剖性肝段切除术

91

【 Focus 表示本章节要讲解和学习的技术方法（后有详述）】

Step ❶
(P93)　切开进腹，展开术野*

Step ❷
(P94)　视诊、触诊、术中超声检查
　　　确认肿瘤位置（图 5-5A） Focus 1 ◼◀

Step ❸
(P96)　适当游离肝脏（图 5-5B）◼◀

Step ❹
(P100)　超声引导下穿刺目标门静脉，
　　　标记染色区域（图 5-5C） Focus 3 ◼◀

Step ❺
(P102)　Pringle 法肝门阻断下离断肝实质（图 5-5D）

(P103)　 Focus 4 ◼◀
(P105)　（1）S2 切除术
(P106)　（2）S3 切除术
(P107)　（3）S4 切除术
(P108)　（4）S5 切除术
(P109)　（5）S6 切除术
(P110)　（6）S7 切除术
(P111)　（7）S8 切除术

Step ❻
(P112)　确认肝断面止血（必要时留置引流管）*

Step ❼
(P112)　关腹*

这里以*简单地表示小窍门（ Knack ），正文中有详述。

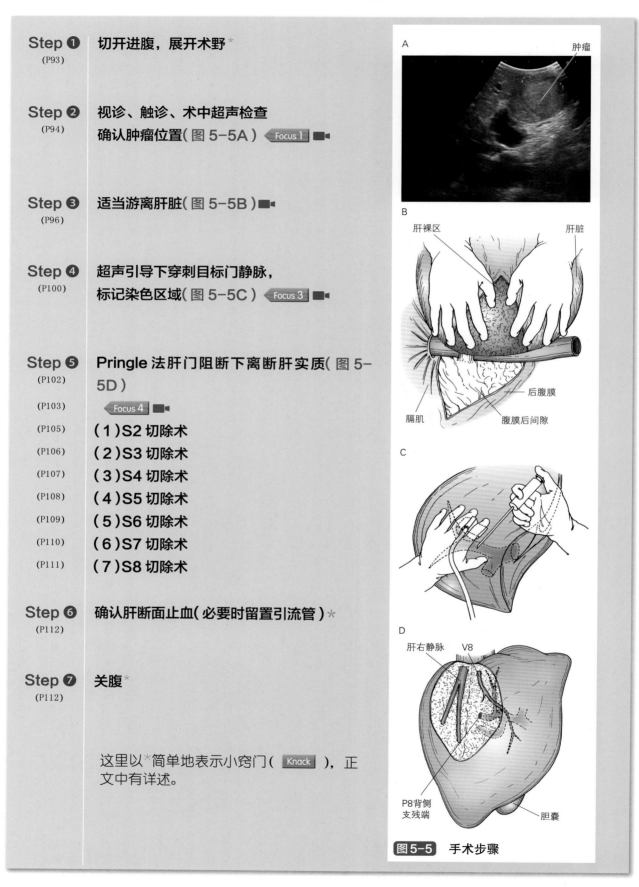

A　肿瘤

B　肝裸区　肝脏　膈肌　后腹膜　腹膜后间隙

C

D　肝右静脉　V8　P8背侧支残端　胆囊

图 5-5 手术步骤

需掌握的技术方法！

Step ❶
Knack **切开进腹，展开术野**

- 先做上腹正中切口，再根据情况加做横向切口。横向切开之前，最好在横向切口及其拐角处皮肤做3~4处标记，以便关腹时能准确对合皮肤，因为之后的肝脏拉钩可造成切口上下缘错位。另外，横向切开时，很难垂直切开皮下脂肪层，容易造成切口斜向下方，此时应在切口下方施加适当的张力，对牵。这点是很重要的。

- 虽说也可用电刀切断腹直肌和腹外斜肌，但一旦切断了肌间血管，就很难止血。因此，此时应充分电凝后切断。也可使用超声刀，如LCS等。

- 靠近脐，结扎切断肝圆韧带，肝侧断端留长。紧贴肝表面，用电刀切断肝镰状韧带，之后向左右两侧延续切开冠状韧带前叶。若一味地向上（垂直于手术台）牵引肝脏拉钩，反而会导致视野不良（变成了窥伺膈下的状态，视野反而变深了）。因此，拉钩的横梁高出体表（胸骨）约10cm即可。笔者所在医院规定：在安置拉钩叶片时，切口都覆盖盐水纱垫予以保护。为了操作安全，理想的视野应达到：①可直视肝静脉的下腔静脉汇入处。②肝脏游离后，术者左手可自在地置于待切除肝脏的后面。

- 即使不开胸，将正中切口向上延长3~4cm，然后靠近胸骨切断软肋骨，也可进一步提起、牵开肋骨弓。另外，要随机应变，通过调整左右两侧拉钩的牵引力度、倾斜手术台等，即可获得良好的视野。

Step ❷

Focus 1 > **视诊、触诊、术中超声检查确认肿瘤位置**（图5-6）

（一）操作的起点和终点

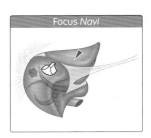
Focus Navi

- 确定肿瘤的个数、位置。
- 术中超声检查

  ⊙确认肿瘤的具体位置、大小、性状。

  ⊙扫描全肝，确认无新发病灶。

  ⊙外周静脉注射Sonozoid行超声造影检查，评估肿瘤的血供情况。

  ⊙于Kupffer期，再次扫描全肝，确认有无新发病灶。

  ⊙确认灌注肝段的门脉分支，追踪扫描其走行，确定穿刺位点，想定穿刺角度。

图5-6 术中超声检查

ⓐ：测量肿瘤直径
ⓑ：造影前图像，观察肿瘤性状。Mozaic征明显，诊断为肝细胞癌不矛盾
ⓒ：超声造影检查的早期图像，可见肿瘤强化明显
ⓓ：Kupffer期图像，与周围肝实质相比，肿瘤呈更低回声

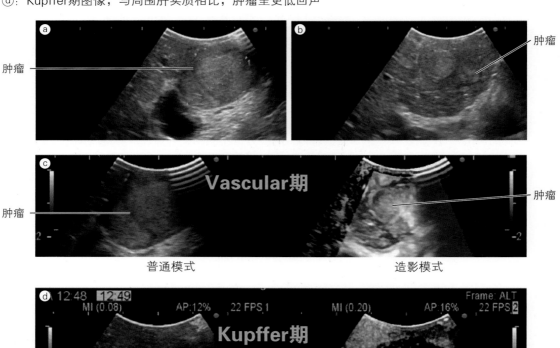

普通模式 造影模式

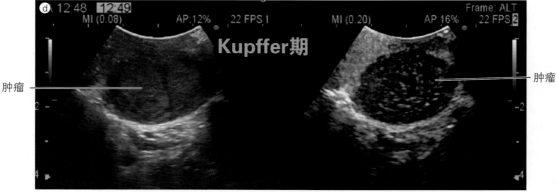

普通模式 造影模式

（二）掌握技术方法

◉ 技术方法概要

　　进腹后，首先视诊、触诊整个肝脏和肿瘤。术中进行超声检查时，先应扫描全肝。应明确肿瘤的大小、边界及性状，把握肿瘤与其周围脉管的位置关系。万一发现了不能明确判别的病灶，应行超声造影（Perfluorobutane Microbubble，Sonozoid），做出定性诊断。根据病灶在不同时相（Timing）的表现，超声造影可确定良恶性。另外，肿瘤性病变在Kupffer期都呈缺损图像，这和肝囊肿很难区别。因此，术中应追加切除那些排除了肝囊肿的肿瘤性病变。

◉ 掌握技术方法的要点

（1）当视诊发现肝脏边缘变钝、质地比预想的硬时，应怀疑肝功能不良，必要时应重新审视原手术计划。另外，合并脂肪肝时，肝脏质地变软，触之有油腻感。在游离肝脏时，要担心不要撕裂肝包膜。因此，操作应小心谨慎。特别需要提醒的是：千万不要遗漏了术前影像学检查中未发现的、肝表面上的数毫米大小的微小肿瘤。

（2）在初次检查至手术有一段时日的患者中，肿瘤有增大的可能，有的甚至进展出现了门静脉癌栓。此时，必须仔细进行术中超声检查，做出最后判断。

（3）术中超声比体外超声有更大的自由度，因此必须熟悉从各个角度扫描肝脏。

（4）由于外周静脉注射造影剂（Sonozoid）后，至少10min以后才是Kupffer期。因此，可在游离肝脏之前就静脉注射造影剂，这样就很少浪费时间了。

（5）术中有可能需要反复多次进行超声检查。

（三）效果评估（Assessment）

Q 术中进行超声检查时，有哪些诀窍？

▶重要的是平时就要熟悉体外超声检查。比起体外超声的滑动观察，术中超声检查时，可将探头固定在某一位置，左右摆动扫描，这样有更强的方向性（Orientation）。

Q 术中进行超声检查时，有哪些陷阱（Pitfall）？

▶由于术中超声很难观察肝表面的肿瘤，此时可于肝表面喷补湿剂（HydroAid）（防止界面上的声波散射），就可清楚显示肿瘤。由于声波衰减，超声造影很难显示超过5cm深度的深部肿瘤。此时应先游离肝脏，从距离较浅的另一面检查。

Step ❸

Focus 2 　**适当游离肝脏**（图5-7）

（一）操作的起点和终点

- 肝脏游离程度：术者左手可自在地握住包含了肿瘤的待切除肝段即可。

- 以右半肝为例，举例说明游离右半肝的步骤（图5-7ⓐ）和游离后的术野（图5-7ⓑ）。

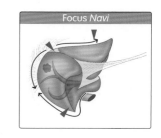

Focus Navi

图5-7　**肝脏游离**

ⓐ：游离肝脏时的流程
　　ⓐ-1 切断冠状韧带时，将肝脏压向下方
　　ⓐ-2 从上前和下后两方向上交替操作
　　ⓐ-3 游离右半肝的操作示意图。助手双手抱住右半肝，朝左上方翻起，用力适当
ⓑ：右半肝游离后的示意图

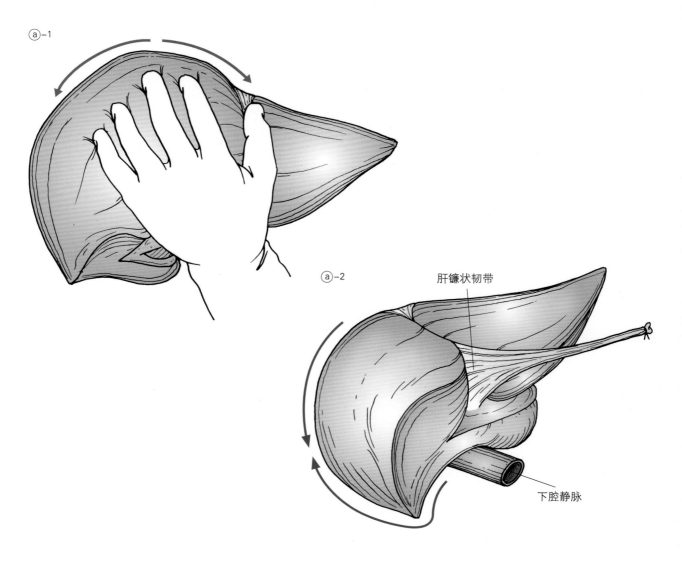

ⓐ-1

ⓐ-2　　　　　　　　　　　肝镰状韧带

下腔静脉

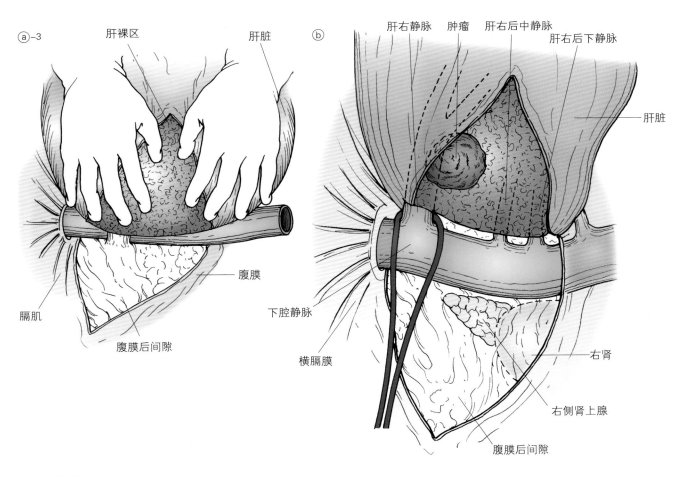

图5-7 （续）

（二）掌握技术方法

◉ 技术方法概要

（1）靠近脐，结扎、切断肝圆韧带，肝侧断端留作牵引，然后紧贴肝表面，用电刀切断肝镰状韧带，并向上延续至左右冠状韧带前叶，直至显露出肝上下腔静脉前壁以及各主肝静脉的汇入处。根据术中需要，肝静脉根部的显露程度有所不同。例如，若预定要在肝断面上显露出肝静脉，此时就要分离显露出其根部，并悬吊之，以备肝静脉出血时可钳夹阻断，控制出血。

（2）游离左半肝时，沿着肝附着缘切断小网膜。然后，术者左手插在左外叶后面，握住左外叶并向下牵开，电刀自内向外切断左侧冠状韧带。左三角韧带内可能有胆管走行，应结扎后切断。

（3）游离Spiegel叶时，术者左手将左外叶朝右上方翻起，将Spiegel叶从下腔静脉上完全分离出来。此时，应逐一结扎切断肝短静脉。另外，还需结扎切断Arantius管（静脉韧带）。

（4）游离右半肝时，首先于肝脏下方切断肝结肠韧带，游离结肠肝曲，并将其压向下方。之后，切开后腹膜至腹膜后间隙。此时，应先确认下腔静脉的位置，以便安全分离下腔静脉周围组织。

（5）在切断右侧肝周韧带时，助手双手应抱住肝脏，朝左前方牵开，术者对牵膈肌，电刀紧贴肝表面切断肝周韧带。

◉ 掌握技术方法的要点

（1）在切断冠状韧带时，应紧贴肝表面，一旦进入错误层面，不是分破了膈肌导致气胸，就是损伤了膈下静脉导致出血，还可能损伤肝脏引起出血。

（2）为了防止损伤肝静脉或下腔静脉，要紧贴静脉壁分离。显露出静脉壁后，反而可避免不经意的损伤。

（3）无论是右侧途径还是左侧途径，都可游离尾状叶。操作时，左倾或右倾手术台，即可获得良好的视野。

（4）在分离肝后下腔静脉右侧壁时，术者可坐在椅子上，平视下腔静脉，沉着地操作。

（5）游离肝脏时，第一助手的牵引很重要。张力过大，即可撕裂肝脏。肝表面垫一块四层纱布可增加摩擦力，能更好地把持肝脏。

（三）效果评估（Assessment）

Q 如何处理肝圆韧带？

▶应靠近脐将其结扎切断，肝侧断端留长，术中以Péan钳夹住用来牵引肝脏。另外，切除的多是肿瘤性病变，不能排除复发的可能，需再次肝切除的病例也并非少数。因此，在关腹时，应对接肝圆韧带，将其固定在原来的位置上。这样再次手术时，就可以此为目标分离粘连。

Q 分离肝静脉根部时，有何诀窍？

▶ 在肝静脉附近进行分离操作时，要像刮勺样（Spatula）使用电刀或组织剪（Metzenbaum），先将静脉周围组织分离出来，然后再切断。若事先不做分离、直接切开/剪开，就很容易损伤静脉。这点要十分注意。

Q 哪些情况可引起肝静脉根部出血？

▶ 汇入肝上下腔静脉的除了3支主肝静脉外，还有膈下静脉和肝左静脉、肝右静脉的上缘支。出血时，首先应看清出血点，沉着稳定地缝合止血。

Q 哪些情况可引起下腔静脉出血？

▶ 损伤了肝短静脉（SHV）、肝右后下静脉（IRHV）或肝右后中静脉（MRHV）均可引起下腔静脉出血。此时，首先应确保视野良好，看清出血点后，缝合止血。要注意，慌张、焦急、匆忙地止血动作可能会撕裂出血点，反而加重出血。有时，在游离肝脏的过程中，因视野不良，可暂时以纱布或止血材料（Surgicel）压迫出血点并将肝脏复位，即可止血。之后，分离出血点周边，待视野良好后，准确地缝合止血。

Q 肝短静脉（SHV）、肝右后下静脉（IRHV）、肝右后中静脉（MRHV）比较粗大时，如何处理？

▶ 仔细分离显露出下腔静脉右侧壁，明确肝短静脉根部，然后于其内侧，即在下腔静脉和肝脏之间穿过分离钳，两侧钳夹后切断。虽说先应缝合闭锁中枢侧（下腔静脉侧）断端，但在此之前可将两断端分别缝合1针，挂线。这样，万一血管钳滑脱，提起挂线即可控制出血。

Q 如何分离右侧肾上腺？

▶ 分离右侧肾上腺时，应先显露出肾上腺的上下缘，然后，于其内侧（后方）分离下腔静脉与肝脏之间的间隙，确认有无交通静脉。带过粗丝线，靠外侧结扎肾上腺，然后紧贴肝脏电刀切断与肝脏的粘连，这样就很少发生出血。悬吊肝右静脉之前，应先切断右侧下腔静脉韧带。由于其内含有细小血管，最好是结扎后切断。

Q 如何游离尾状叶的腔静脉旁部（Paracaval Portion）和尾状突（Caudate Process）？

▶ 进一步将肝脏朝左上方翻起，显露出肝后下腔静脉。然后，从下而上，逐支结扎切断肝短静脉。肝短静脉粗大时，钳夹切断后中枢侧断端应以5—0 Prolene血管缝线连续缝合闭锁。这样就可安全地分离出下腔静脉的右侧和前面。

Focus 3 超声引导下穿刺目标门静脉，标记染色区域(图5-8)

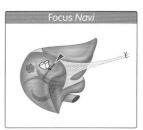

（一）操作的起点和终点

- 在肝表面上确认目标肝段范围，用电刀标记其界线。
- 在超声引导下穿刺灌注该肝段的门静脉分支，注入靛蓝（Indigo Carmine）或靛青绿（Indocyanine Green）（图5-8ⓐ）。图5-8ⓑ、图5-8ⓒ所示的是红外线检查仪显示的范围和普通光线下肉眼所见的染色范围。

图5-8 超声引导下穿刺染色

ⓐ：在超声引导下穿刺目标门脉分支
　　在肝表面上，确定了穿刺位点后，术者一边稳定超声探头、盯着显示仪，一边插入穿刺针
ⓑ：ICG染色法（红外线下视图）
　　P8背侧支有2支（dor1和2），逐一穿刺、注射ICG
ⓒ：Indigo Carmine染色法（普通光线下视图）
　　在肝表面上，用电刀标记染色区域。有时，Indigo Carmine染色法比ICG荧光法更有效、更方便

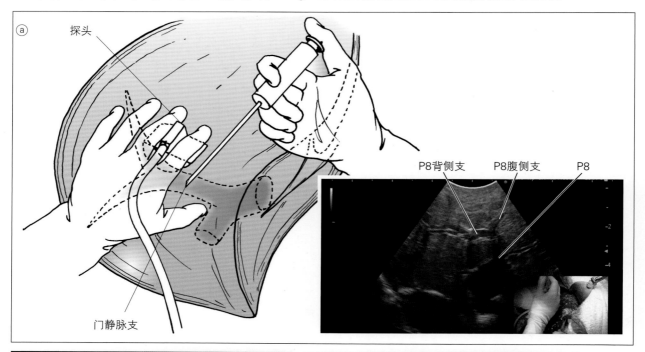

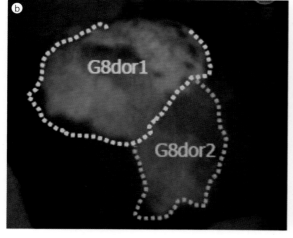

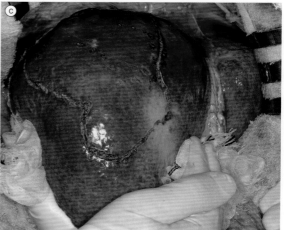

（二）掌握技术方法

> **◉ 技术方法概要**
>
> 　　术中进行超声追踪扫描，确定灌注肿瘤的门静脉分支。沿其长轴，尽量"长"地显示出一段待穿刺门静脉支，稍稍调整扫描角度，同时显示出肿瘤，随即固定探头。穿刺此支门静脉，注入5mL靛蓝（Indigo Carmine）。沿着肝表面上出现染色区域，用电刀标记其界线。最后将其描绘成易于肝切除的一光滑曲线。
>
> **◉ 掌握技术方法的要点**
>
> （1）术中进行超声检查时，应多位置、多方向观察，直至确定一个便于穿刺操作的位置，固定探头。
>
> （2）有时还可应用对染法（Counter-Staining）：染色预定切除的邻接区域。另外，若在游离肝脏时结扎切断了肝右后下静脉（IRHV），P6可出现逆流。因此，穿刺P6前，应以Doppler检查确认门脉血流方向。
>
> （3）应用22G套管针穿刺。术者不习惯单人穿刺+注射时，也可于穿刺针上接一延长导管，由助手完成注射操作。

（三）效果评估（Assessment）

Q 穿刺时，如何保证稳定状态？

▶在游离后的肝脏后方垫入数枚盐水纱垫，可方便穿刺操作。另外，穿刺时嘱麻醉医师暂停呼吸，即可稳定地进针。

Q 染色区域不明显时怎么办？

▶也可参考肝脏表面上的解剖学标志，如突起或叶间裂等。

▶参考术前3D-CT图像。

▶若手术室配备了荧光照相机，可在靛蓝（Indigo Carmine）内混入0.25mg的靛青绿（Indocyanine Green），这样就可更清晰地显示出染色边界。特别是在再次肝切除等肝周粘连严重的患者中，这种方法比单用靛蓝（Indigo Carmine）效果更好。注射染料时速度过快可产生逆流，流入了穿刺目标之外的门静脉分支，这也是染色区域不明显的一个原因。染色区域不明显时，可重新注射一次或通过肿瘤与肝静脉的位置关系来决定切肝线。

Q 如何注射靛蓝（Indigo Carmine）？有哪些注意事项？

▶穿刺染色时，以"哈巴狗"（Bulldog）阻断肝动脉，这样就可以更清楚地显示出染色区域。注射时要在超声监测下缓慢注入，防止产生逆流。注射时，眼睛要盯着超声显示仪。注射完毕即可拔除针头，穿刺点可能有些出血，电凝止血即可。

Step ❺

Focus 4 ▶ Pringle 法肝门阻断下离断肝实质(图 5-9)

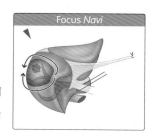

Focus Navi

（一）操作的起点和终点

- 举例说明：图5-9显示的S8背侧段切除后的肝断面，应该保留的肝右静脉和肝中静脉的V8分支位于断面的两侧，结扎切断的P8背侧支残端位于肝断面的底部。

- 也就是说，离断肝实质时，应显露出作为道标的肝静脉（肝实质内的肝段-肝段分界线），完整切除包含了肿瘤的肝段或亚段。

图5-9 离断肝实质

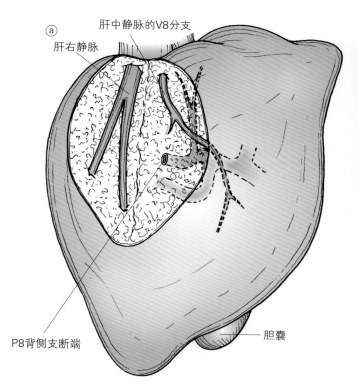

ⓐ
肝中静脉的V8分支
肝右静脉
P8背侧支断端
胆囊

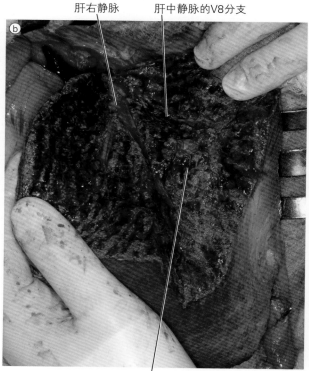

ⓑ
肝右静脉　肝中静脉的V8分支
P8背侧支断端

（二）掌握技术方法

◉ 技术方法概要

（1）切肝前，嘱麻醉医师静脉注射氢化可的松（水溶性氢化可的松）100mg，以期减轻手术创伤和应激。于无血管区，打开小网膜，悬吊肝十二指肠韧带。

（2）切肝时，间歇性阻断入肝血流，即所谓的Pringle法。具体做法：轻轻提起吊带，顺着吊带插入Fogarty血管阻断钳，一并阻断肝十二指肠韧带。第1次阻断10min，之后改每次阻断15min。两次阻断之间，恢复灌注5min。应用破碎钳夹法（crash and clamp），以Péan、Kelly等中弯血管钳逐一破碎、钳夹肝实质，结扎切断其中残留的Glisson或静脉分支，也可使用超声刀（LCS）或LigaSure等器具将其切断。开始切肝时，由于还没有离断足够的肝实质，未能充分张开肝断面，以致视野狭小。此时可在距切肝线约1cm的内侧、切除侧肝脏上用大针粗丝线缝合数针，留作牵引。牵引线应缝合在切除侧，尽量不要缝合在保留侧肝脏上。

（3）随着肝实质的逐步离断，以手指或器具张开肝断面，确保视野良好。术中，不时地进行超声检查，确认肿瘤与目标血管的位置关系，调整切肝方向。到达肝静脉分支后，应沿其走行追踪分离，显露出其汇入的主要肝静脉。在离断底部肝实质时，确认灌注该肝段的Glisson分支，然后结扎或缝扎后切断。肝实质离断结束后，肝断面彻底止血，确认无胆漏，用温盐水冲洗手术野，逐层关腹。必要时可于肝断面下方留置腹腔引流管1根。

◉ 掌握技术方法的要点

（1）安全、正确地离断肝实质，最重要的是控制出血。另外，由于已行Pringle法阻断肝门，切肝操作中的出血主要来自肝静脉。此时，术者的左手应握住肝脏，向前托起，以降低CVP。同时，左手食指或中指自出血点后方向前顶起，也能减少出血。

（2）切肝时，应嘱麻醉医师控制输液速度，以2~4mL /（kg·h）为准。也可以根据尿量来估计输液速度：若患者肾功能正常，尿量维持在0.5mL /（kg·h）即可。经上处理后，若CVP仍高，可考虑不完全阻断（Half-Clamp）肝下下腔静脉。

（3）出血若放置不管，肝断面就视野不清，此时若继续离断肝实质，极有可能损伤更大的血管，加重出血，以至陷入恶性循环。因此，在肝断面底部出血、不能明确出血点时，应先以纱布或止血材料局部压迫止血。特别是在主肝静脉周围或肝门部主要Glisson周围，一味地勉强缝合止血反而会导致更大的损伤。此时，应先耐心地离断出血点周围的肝实质，张开断面，确保视野良好，精准止血。这点是非常重要的。

（4）助手的吸引方法也很重要。切勿以吸引器头顶在肝断面或者去捅肝断面，以免撕裂血管。吸引器头与肝断面应保持着"若即若离"的状态，保持视野干净。另外，在肝实质离断中，助手应适当地牵开肝断面，确保视野良好，但也要注意牵引张力过大即可扯断或撕裂血管。

（5）肝硬化的肝脏质地较硬，更不容易张开肝断面，此时需要更加小心细致地操作。

（6）在肝段Glisson根部的周围，还发出数支细小分支。若不留心地仔细结扎、切断这些细小分支，就极易损伤胆管，导致术后胆漏。

（三）效果评估（Assessment）

Q 离断肝实质中，如何正确使用电刀？

▶离断肝实质时，应将电凝模式的输出功能调至100W左右。肝包膜及之下5mm深的肝实质中无粗大血管走行，可以电刀直接切开。另外，切除侧肝脏出血时，积极电凝止血也未尝不可。

Q 肝实质离断中，术者的左手有何作用？

▶握住肝脏，向前托起，可降低CVP。置于肝脏背后的手指，可从出血点的后面向前顶起，控制出血。另外，术者左手拇指可置于肝断面上，向外掰开，张开断面，扩大视野。还有一点，置于肝脏背后的手指有指导切肝方向的作用。术者右手持中弯钳，朝着左手指尖的方向破碎钳夹肝实质。

Q 如何确保安全的切缘（Surgical Margin）？

▶经验少的时候，往往导致"挖浅了"的状况。实际操作时，应立起中弯钳，有意识地垂直于肝表面破碎钳夹肝实质。

Q 如何做成一个光滑平整的肝断面？

▶一边想象着切除后肝断面的样子，一边有意识地从表浅位置广泛地切开、离断肝实质。切忌一点——"孤军深入"，否则很难去修正切肝方向，以至肝断面参差不齐。另外，若高低不平的肝断面的底部发生出血，止血很困难。因此，从开始切肝就要有意识地做成一个漂亮的肝断面。

Q 止血时的诀窍及注意事项？

▶主肝静脉一般都有数支小静脉汇入。在显露主肝静脉时，虽说逐支结扎切断是最好的方法，但也可以用镊子夹住细小分支，朝向主肝静脉侧，将其从肝实质中拔出来，即使拔断了，也可自然止血，也可使用LCS、LigaSure等封闭止血。使用中弯钳破碎肝实质时，注意钳尖不要张得太大，最适1cm左右。插入血管钳时，要感觉钳尖有无抵抗、有无顶住脉管。如有，应稍稍调整插入方向，于无阻力处插入并钳夹肝实质。平时手术时应多体会，慢慢体会这种感觉。破碎肝实质时，钳夹压榨1~2次即可，避免造成不必要的损伤。对压榨后残留管道结构，也有人只结扎保留侧，切除侧断端钳夹（Clip）即可。

Q 单独切除 S2~S8 时，肝脏游离、肝段范围确定、肝实质离断都有哪些注意点?

▶以下逐段详述。

（1）S2 切除术

- 此时虽说游离S1的Spiegel叶并非必需，但要于中枢侧切断Arantius管（静脉韧带），这样就便于分离显露肝左静脉（LHV）汇入下腔静脉处。
- 小网膜内可能有副肝动脉（Left Accessory Artery）走行。

【确定S2范围的方法】
- 提起肝圆韧带，正面显露门脉矢状部，于其左下方分离显露出G2，结扎后左外叶出现的缺血区域即S2（脏面>膈面）。
- 从膈面穿刺P2，染色S2。
- 采用从膈面穿刺P3，对染（Counter-Staining）S3等方法。

【离断肝实质的要点】
- 显露出LHV后壁（图5-10）。

图5-10 S2 切除术
ⓐ：切除前，肿瘤与其周围血管的位置关系
ⓑ：S2切除后的肝断面示意图
ⓒ：术中照片：S2切除后的肝断面

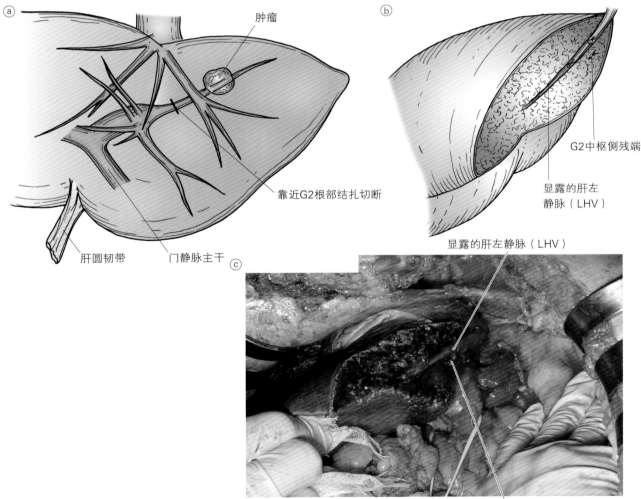

ⓐ
肿瘤
靠近G2根部结扎切断
肝圆韧带
门静脉主干

ⓑ
G2中枢侧残端
显露的肝左静脉（LHV）

显露的肝左静脉（LHV）

ⓒ
G2中枢侧残端

（2）S3 切除术

【肝脏游离的要点】
· 同S2切除术。

【确定S3范围的方法】
· 提起肝圆韧带，正面显露门静脉矢状部，于其左上方分离显露出G3，结扎后左外叶出现的缺血区域即S3（膈面>脏面）。
· 采用从膈面穿刺P3，染色S3等方法。
· 可能有多支门静脉灌注S3。除了1~2支粗大分支，还有数支直接发自门静脉矢状部囊部的细小分支。因此，根据肿瘤的位置和大小，有时也可考虑解剖性亚段切除。

【离断肝实质的要点】
· 若非完全切除S3，就没有必要显露出LHV了**（图5-11）**。
· 有时也可保留脐裂静脉（Umbilical Fissure Vein，UFV）。

图5-11 **S3 切除术**

ⓐ：切除前，肿瘤与其周围血管的位置关系
ⓑ：S3切除后的肝断面示意图
ⓒ：术中照片：S3切除后的肝断面

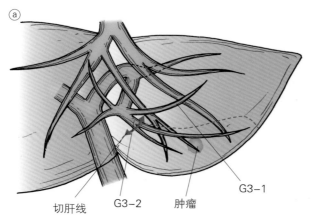

切肝线　　G3-2　　肿瘤　　G3-1

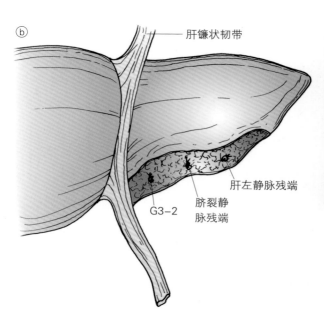

肝镰状韧带

肝左静脉残端
脐裂静脉残端
G3-2

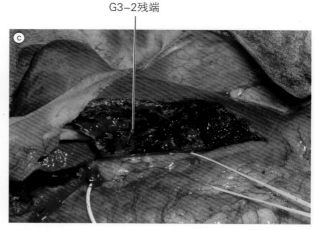

G3-2残端

（3）S4 切除术

【肝脏游离的要点】
· 完全切除S4时，必须分离显露出肝中静脉（MHV）汇入下腔静脉处。
· 摘除胆囊。

【确定S4范围的方法】
· 提起肝圆韧带，正面显露门静脉矢状部，于其内侧分离显露出G4，结扎后出现的缺血区域即S4。
· 从膈面穿刺P4，染色S4（**图5-12ⓐ、图5-12ⓑ**）。
· 通常，灌注S4的门静脉有2支，分为上支（Superior Branch）和下支（Inferior Branch）。因此，根据肿瘤的位置和大小，有时也可考虑解剖性亚段切除。

【离断肝实质的要点】
· 左侧的切肝线沿着肝镰状韧带右缘（**图5-12ⓒ、图5-12ⓓ**）。
· 右侧的切肝线沿着Rex-Cantlie线，断面底部齐肝中静脉平面。

图5-12 S4 亚段切除术（解剖性切除 S4 下段）
ⓐ：切除前，Indigo Carmine染色区域示意图
ⓑ：切除前，Indigo Carmine染色区域的术中照片
ⓒ：S4下段切除后的肝断面示意图
ⓓ：术中照片：S4下段切除后的肝断面

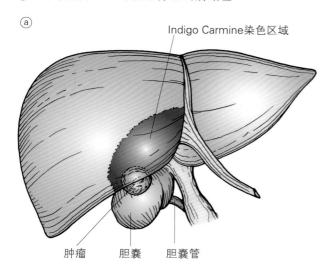

Indigo Carmine染色区域

肿瘤　　胆囊　　胆囊管

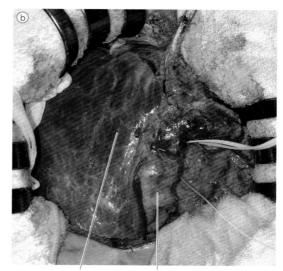

Indigo Carmine染色区域　胆囊

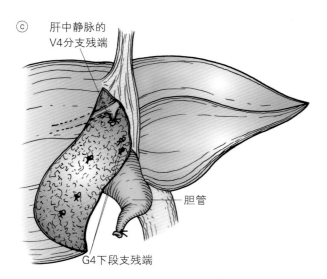

肝中静脉的
V4分支残端

胆管

G4下段支残端

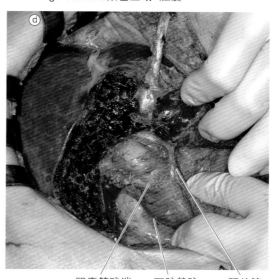

胆囊管残端　　下腔静脉　　肝总管

（4）S5 切除术

【肝脏游离的要点】

· 右半肝游离到术者左手能伸到肝脏后方的程度即可。并非一定要分离出右侧肾上腺。

· 摘除胆囊。

【确定S5范围的方法】

· P5都位于肝实质内，基本的方法是自肝表面穿刺P5，染色S5（图5-13ⓐ～图5-13ⓒ）。

【离断肝实质的要点】

· 左侧的切肝线沿着Rex-Cantlie线，显露出肝中静脉主干的末梢（V5和V4a汇合处，保留V4a，切断V5）（图5-13ⓓ～图5-13ⓕ）。

图5-13 S5 切除术

ⓐ：切除前，肿瘤与其周围血管的位置关系

ⓑ：术前3D-CT图像

ⓒ：ICG荧光染色法观察到的图像

ⓓ：切除前，Indigo Carmine染色的术中照片

ⓔ：S5切除后的肝断面示意图

ⓕ：术中照片：S5切除后的肝断面

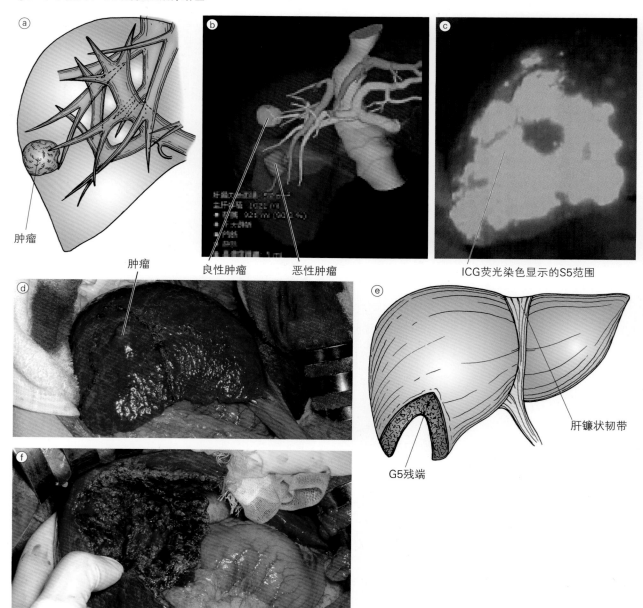

ⓐ 肿瘤

ⓑ 肿瘤　良性肿瘤　恶性肿瘤

ⓒ ICG荧光染色显示的S5范围

ⓓ 肿瘤

ⓔ 肝镰状韧带　G5残端

ⓕ

（5）S6 切除术

【肝脏游离的要点】
· 同S5切除术，右半肝游离到术者左手能伸到肝脏后方的程度即可。
· 注意有无肝右后下静脉（Inferior Right Hepatic Vein，IRHV）。

【确定S5范围的方法】
· 自肝表面穿刺P6，染色S6（图5-14）。
· 也可穿刺P5或P7，对染（Counter-Staining）S6。

【离断肝实质的要点】
· 术者左手握住肝脏，向前托起，即可控制出血。左手拇指置于肝断面上，向外掰开，张开肝断面。

图5-14 S6 切除术

ⓐ：切除前，肿瘤与其周围血管的位置关系
ⓑ：ICG荧光染色法（对染法）显示的S6范围
ⓒ：术中照片：S6切除后的肝断面

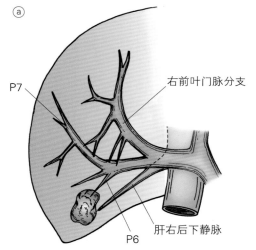

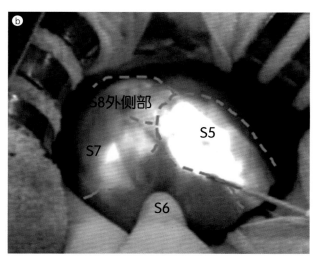

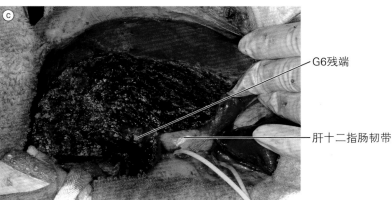

（6）S7 切除术

【肝脏游离的要点】
· 分离右侧肾上腺，完全游离右半肝。
· 肝外分离显露出肝右静脉，并悬吊（**图5-15ⓐ**、**图5-15ⓑ**）。

【确定S7范围的方法】
· P7都位于肝实质内，自肝表面穿刺P7，染色S7（**图5-15ⓒ**）。
· P7可能有几支。因此，根据肿瘤的位置和大小，有时也可考虑解剖性亚段切除。

【离断肝实质的要点】
· 显露出肝右静脉根部的右侧壁（**图5-15ⓓ**）。

图5-15 S7 切除术
ⓐ：右半肝游离后的示意图
ⓑ：术中照片：右半肝游离后
ⓒ：ICG荧光染色法显示的S7范围
ⓓ：术中照片：S7切除后的肝断面

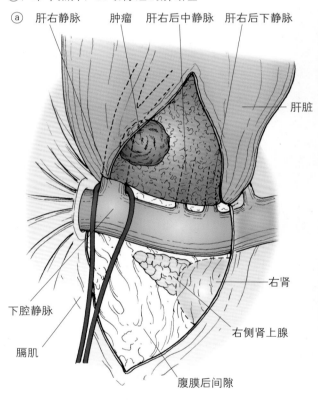

ⓐ 肝右静脉 肿瘤 肝右后中静脉 肝右后下静脉
肝脏
下腔静脉
膈肌
右肾
右侧肾上腺
腹膜后间隙

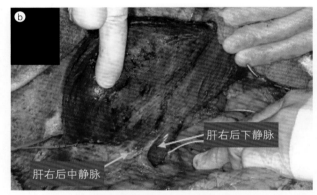

ⓑ
肝右后中静脉
肝右后下静脉

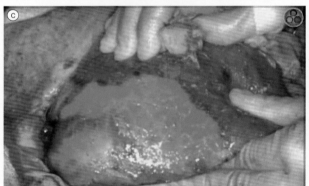

ⓒ

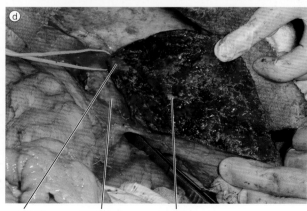

ⓓ
肝右静脉 下腔静脉 G7残端

（7）S8 切除术

【肝脏游离的要点】
- 分离右侧肾上腺，完全游离右半肝。
- 肝外分离显露出肝右静脉，并悬吊（**图5-16ⓐ**）。
- 游离左半肝、分离显露肝中静脉+肝左静脉合干并非必需的操作。

【确定S8范围的方法】
- P8都位于肝实质内，自肝表面穿刺P8，染色S8。
- P8可能有几支。因此，根据肿瘤的位置和大小，有时也可考虑进行解剖性亚段切除。

【离断肝实质的要点】
- 右侧肝断面上应显露出肝右静脉主干的左侧壁，左侧肝断面上应显露出肝中静脉的右侧壁（**图5-16ⓑ**、图**5-16ⓒ**）。

图5-16 S8 切除术

ⓐ：术中照片：右半肝游离后
ⓑ：S8切除后的肝断面示意图
ⓒ：术中照片：S8切除后的肝断面

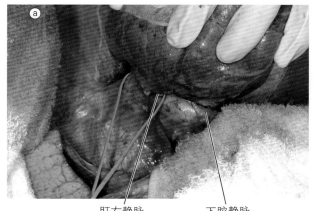

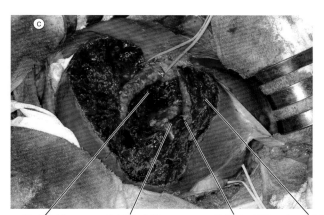

| 肝右静脉 | 下腔静脉 | | 肝右静脉 | G8背侧支残端 | G8腹侧支残端 | 肝中静脉 |

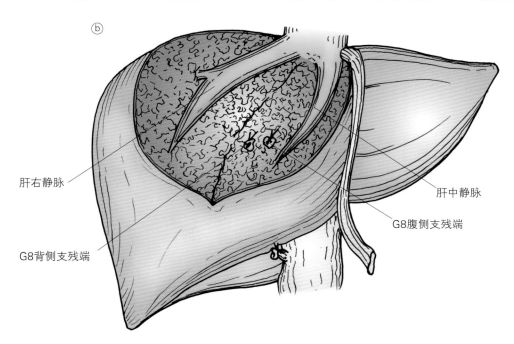

肝右静脉

G8背侧支残端

肝中静脉

G8腹侧支残端

Step ❻
Knack **确认肝断面止血（必要时留置引流管）**

● 肝实质离断结束后，首先用纱布对肝断面进行压迫止血。之后，对出血/渗血点予以单极电凝止血、双极电凝柔和止血（Soft Coagulation）、ABC（Argon Beam Coagulaton）喷射止血等。虽说有时也可用3—0/4—0血管缝线缝合止血，但线结不要打得太紧。打结时想象着能靠拢肝实质的样子，即使是松松的也没有问题，只要能止血即可。

● 用2000~3000mL温盐水冲洗手术野及腹腔至清亮。一边冲洗，一边检查肝断面以外的、肝周分离创面有无出血点。

● 若肝断面远离肝门，且查无胆漏，原则上不必留置引流管。若要留置引流管，应放在肝断面的下方，还要考虑到将来有可能需置换导管，因此，最好使用管径8~10mm的Pleat引流管。引流管距创面最短距离引出体外，妥善固定。

Step ❼
Knack **关腹**

● 正中切口：用1号或2号丝线间断缝合腹横筋膜和白线。特别是在肝硬化的患者中，术后有腹水形成的可能性大，伤口愈合延迟，因此缝合宜密，最好缝合2层。

● 关腹时，缝合顺序是横切口→直切口，并将肝圆韧带固定在直切口下方。

● 冲洗切口。用细丝线间断缝合皮下层、皮肤，或钉合皮肤。用无菌敷料覆盖切口。

四　疑难解答（Trouble shooting）

● 在施行开腹解剖性肝段切除术时，最受关注的两个问题是：①术中出血。②术中胆漏。

（一）术中出血

Q 术中出血的好发位置在哪里？

▶术中出血的好发位置有：膈下静脉根部，主肝静脉汇入下腔静脉处，右侧肾上腺，肝后下腔静脉，肝断面。

Q 术中出血的原因？

▶在切断肝周韧带（肝镰状韧带和冠状韧带）时，分离层面错误，损伤膈下静脉或主肝静脉汇入下腔静脉处。

▶在从肝脏上分离右侧肾上腺时，误入或撕裂肾上腺，导致出血。

▶汇入下腔静脉的除了3支主肝静脉外，还有肝短静脉等多支细小静脉。一旦损伤了这些细小静脉分支，就可导致出血。

▶肝断面出血几乎都来自肝静脉。

Q 如何预防术中出血？

▶游离肝脏时，认真仔细地进行操作，避免不必要的出血。另外，在下腔静脉周围分离时，先应显露出血管壁，然后紧贴血管壁分离，这样反而更容易发现细小汇入支。

▶预防切肝中的出血，最重要、也是最好的方法就是仔细结扎管道结构，适当应用LCS、LigaSure等器具。使用中弯钳（Pean、Kelly等）破碎肝实质时，动作宜轻柔、稳定、循序渐进，切忌大刀阔斧式的粗暴动作。助手协同术者张开肝断面时，切忌张力过大，以免撕裂或扯断细小静脉分支。

Q 术中出血时，如何处理？

▶首先吸尽残血，看清出血点。然后沉着、不慌不忙地进行局部压迫止血。若能看清静脉壁上的小孔，用小针细线简单缝合1针或"8"字缝合即可止血。决不能着急、慌慌张张地胡乱缝合，这样反而会撕裂静脉。

▶在切肝操作中，置于肝脏后面的术者左手指可向前顶起，压迫肝脏，控制出血。如此这般还不能控制出血时，可于其根部，阻断肝静脉。在未见静脉壁上的出血小孔、仍有渗血时，也可使用双极电凝的柔和凝固（Soft Coagulation）止血。

▶肝实质离断结束后，即以纱布轻轻压迫肝断面。少量、持续渗血时，也可考虑涂布纤维蛋白胶，即可止血。

（二）术中胆漏

Q 哪些位置好发胆漏？

▶胆漏的好发位置：肝断面或显露出的Glisson根部。

Q 发生胆漏的原因有哪些？

▶离断肝实质时，扯断了细小Glisson分支，或者是径直切断了Glisson分支而未结扎。

▶在Glisson根部缝合闭锁胆管时，针眼可发生胆漏。

▶在粗大的Glisson周围，有细小胆管发出；或在肝门板中，有细小胆管走行。分离时一旦损伤了这些细小胆管，即可发生胆漏。

Q 如何预防胆漏？

▶说到底，应认真仔细地离断肝实质。即使是细小的Glisson分支，也应结扎后切断。

▶肝实质离断结束后，同止血一样，务必确认肝断面有无胆漏。以一块干净纱布轻轻压在肝断面上，1min后，揭开纱布，检查有无黄染。若有黄染，术中应妥当处理之，切忌持无所谓或掉以轻心的态度。这点是非常重要的。

Q 发现胆漏时，如何处理？

▶以5—0 Prolene等单丝非吸收线（Monofilament Non-absorbable suture）缝合闭锁。

▶方法用尽，还不能止住胆漏时，应切除胆囊，胆囊管留长、扩张后插入4Fr.导管（C-tube）至肝总管，进行胆道减压。

▶术后腹腔引流管发现有胆汁引出时，应继续引流。出现迟发性胆漏时，应考虑使用ERC-ENBD。经上处理，胆漏仍无好转、仍不能包裹局限时，应考虑再次手术。

◇ 参考文献

［1］ Hasegawa K, Kokudo N, Imamura H, et al: Prognostic impact of anatomic resection for hepatocellular carcinoma. Ann Surg 2005; 242: 252–259.

［2］ Inoue Y, Arita J, Sakamoto T, et al: Anatomical liver resections guided by 3-dimensional parenchymal staining using fusion indocyanine green fluorescence imaging. Ann Surg 2015; 262: 105–111.

［3］ Shindoh J, Makuuchi M, Matsuyama Y, et al: Complete removal of the tumor-bearing portal territory decreases local tumor recurrence and improves disease-specific survival of patients with hepatocellular carcinoma. J Hepatol 2016; 64: 594–600.

【解剖性肝段切除术的秘诀】

虽说是解剖性肝段切除术，但由于位置不同，其手术难度也各异。难度大的解剖性肝段切除甚至比肝叶切除等大范围肝切除术还要费时、费力。如果硬要用一句话来总结解剖性肝切除术有什么秘诀的话，我觉得应该是"讲究"二字。即使是在肝功能有保障，既可行肝叶切除也可行肝段切除的患者中，也要敢于尝试进行解剖性肝段切除术（当然，至少要保证解剖性肝段切除术的近期疗效不比肝叶切除术的差）。乍一看，追求解剖性肝段切除术似乎是外科医师在炫耀技术、自我满足，其实不然，其真正的目的是如何救治那些肝功能较差的患者。对这些患者来说，若选择解剖性肝段切除术，也许可以根治性地切除了肿瘤，同时又尽量多地保留了残肝功能，从而获得了良好的治疗效果。因为部分肝切除后（非解剖性的肿瘤局部切除），残肝常留下大片缺血／淤血区域，导致肝功能异常迁延不愈，甚至恶化。另外，来自缺血／淤血区域的胆漏也屡见不鲜，好像还没有一种有效预防和治疗方法吧。解剖性肝段切除术的道标是 3 支肝静脉及其主要分支。虽然说在肝断面上漂亮地显露出肝静脉需要技术，但解剖性肝段切除术是一个为患者利益着想的术式。因此，笔者认为，肝脏外科医师应一起挺起胸膛，勇敢地面对挑战，坚持施行解剖性切除术。

第6章 左半肝切除术

片桐　聪　東京女子医科大学八千代医療センター消化器外科

> ## ❗ 掌握手术技术的要点
>
> （1）掌握局部解剖：明确肝门部各脉管的走行、左半肝与尾状叶 Spiegel 叶的界线、Arantius 管（静脉韧带）的走行、肝中-左静脉合干的位置以及肝中静脉、肝左静脉的汇流形态。
>
> （2）肝门部操作可选 Glisson 一并处理法或肝门部脉管逐一处理法。完善术前检查，明确肿瘤的位置和进展程度。
>
> （3）熟悉肝实质离断中控制出血的各种处理方法，明白其原理，并在实践中灵活运用。

一 术前准备

（一）手术适应证（临床判断）

1. 适于左半肝切除术者

● 根据肿瘤的位置和进展程度，判断是否适于进行左半肝切除术，这点是十分重要的。例如，①若是肝细胞癌，要确认门静脉和肝静脉内有无合并癌栓、有无合并肝内转移灶。②若是转移性肝癌或肝内胆管细胞癌，要确认有无侵犯肝门部Glisson鞘、肝门淋巴结有无转移。③若是活体肝移植的供体（Donor）手术，要确认右后叶胆管的走行（是否汇流于左肝管）、肝中静脉属支的汇流形态（是否切取肝中静脉）。④若是肝门部胆管癌（Bismuth-Corlette-Ⅱ、ⅢB、Ⅳ），要确认肝动脉和门静脉的浸润程度、肝内胆管的浸润范围。综合分析术前影像学图像，判断是否有左半肝切除的适应证。

● 笔者所在医院常规测定ICG-R15，对照高崎式反对数表来评估肝功能（图6-1）。

2. 不适于左半肝切除术者

● 左内叶肿瘤较大已侵及右前叶；或因肝功能较差、左半肝切除超过允许的最大切除量，这些情况都不适于进行左半肝切除术。严禁勉强进行左半肝切除术！

（二）手术体位及器具

● 患者通常取仰卧位。开始离断肝实质时转变成头高脚低的逆Trendelenburg体位（以图降低CVP）（参见之后Focus 5）（图6-2ⓐ）。

图6-1 高崎氏肝切除率 – 残肝功能对照表

在反对数表上（cata-logarithm），X轴表示肝切除率，Y轴表示ICG-R15（R点），Z轴表示所需的术后残肝功能。术前可测得ICG-R15，连接实测R点和Z轴上的A点得一直线。此直线与a线（无肝硬化）和b线（肝硬化）的交叉点即使是容许的最大切除率。术前根据CT图像算出的理论肝切除率。比较二者是否一致

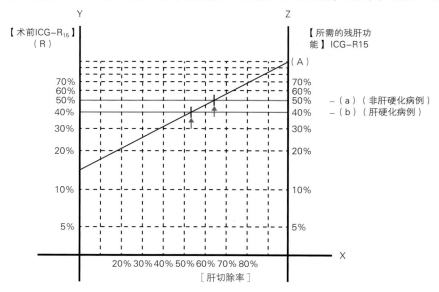

（高崎健. 肝硬変併存肝癌の切除術式の選択基準 —安全性. 根治性を考慮に入れた切除範囲の調整とそれに必要な手術手工の工夫— 日消外会誌 1986; 19: 1881-9. より引用改変）

图6-2 体位和实际照片

ⓐ: 逆Trendelenburg体位
切肝前，头部抬高10°。

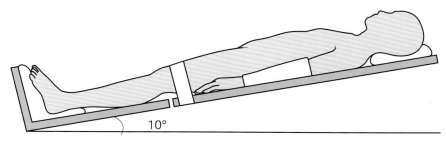

ⓑ: 上腹正中切口
左半肝切除时，取至脐的上腹正中切口即可。

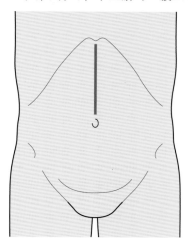

ⓒ：Kent拉钩向上牵开两侧肋弓
向上牵开后，上腹部操作空间充裕

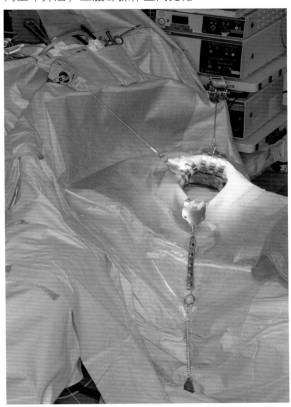

（片桐 聡ほか：肝後区域切除術. 消化器外科臨時増刊号2017；40：727より引用）

ⓓ：患者体位及手术人员配置

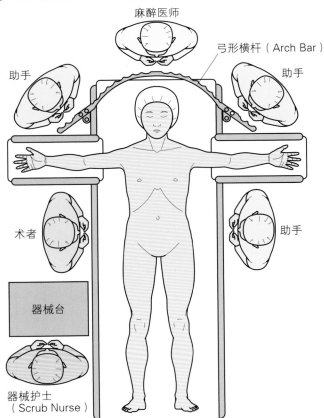

麻醉医师

弓形横杆（Arch Bar）

助手　　　　　　　　　　　　助手

术者　　　　　　　　　　　　助手

器械台

器械护士
（Scrub Nurse）

ⓔ：腹壁切开后
可联合应用中山氏或Parfum式（三叶式）制动拉钩

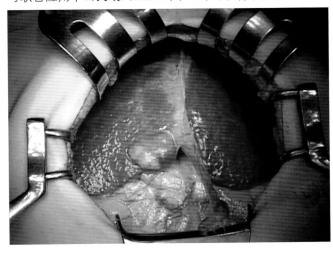

图6-2（续）

- 取上腹部正中切口，用Kent氏悬吊拉钩展开术野（**图6-2ⓑ、图6-2ⓒ**）。
- 安装Kent拉钩：平患者的头颈部，于手术台两侧安装拉钩立柱，钳紧。立柱之上，安装弓形横杆（Arch Bar），铺无菌单。于弓形横杆的两翼、即患者头侧10点钟和2点钟方向上安装转接器（Adapter），转动旋钮，收放钢丝绳，调解牵引张力（**图6-2ⓓ**）。
- 为了获得良好的牵引效果，转接器和拉钩叶片之间应保证足够长的距离。弓形横杆（Arch Bar）应位于患者头部的正上方。
- 弓形横杆的两翼应高出患者胸骨平面约两拳。这样高位牵引就展开了腹壁、拉开了肋弓，创造了一个充裕的操作空间，即使切开较小，也可完成肝脏游离操作（**图6-2ⓒ**）。
- 腹壁可以中山氏或Parfum式（三叶式）制动拉钩展开（**图6-2ⓔ**）。

（三）切口选择

- 取上腹正中切口，上起剑突、下至脐（**图6-2ⓑ**）。

（四）围术期的注意点

1. 术前

- 完善术前检查，明确肿瘤性质、局部位置和进展程度。术前必须测定ICG-R15，评估肝脏功能。还应仔细询问病史：有无长期饮酒（肝功能检查不能反映酒精性肝损伤）、有无合并糖尿病、是否超重/肥胖（测定BMI）等。
- 评估患者全身状况时，应特别注意心血管系统功能是否正常。因为万一发生术中大出血，需阻断下腔静脉以控制出血，术前就应考虑到下腔静脉阻断后的血压波动对心血管系统的影响。

2. 术后

- 预防术后出血和感染、保持水电解质平衡，这都是术后处理的重要内容。术后出血几乎都发生在术后24h内。虽说引流液的性质值得注意，但腹腔内大量出血时，首先表现为尿量减少。因此，在尿量急剧减少时，应急诊查血常规和床边B超检查。对肝硬化患者的术后出血，应当机立断，尽早再次进腹止血。

二 开始手术——各项技术指标！

（一）手术步骤的注意点

- 以下讲述的是标准手术步骤。
- 基本上都是先行肝门部操作、处理左半肝灌注血管，然后是游离肝脏（15）。
- 肝门部操作可选Glisson一并处理法，或肝门脉管逐一处理法。
- 肝门脉管逐一处理法又有3种形式，不同性质的肿瘤，肝门部处理的方法亦不同（请参照P130脉管逐一处理法）。
- 肝实质离断前就悬吊并切断肝左静脉，技术要求高。因此，左半肝切除时不必拘泥于此步。

（二）实际的手术步骤（图6-3）

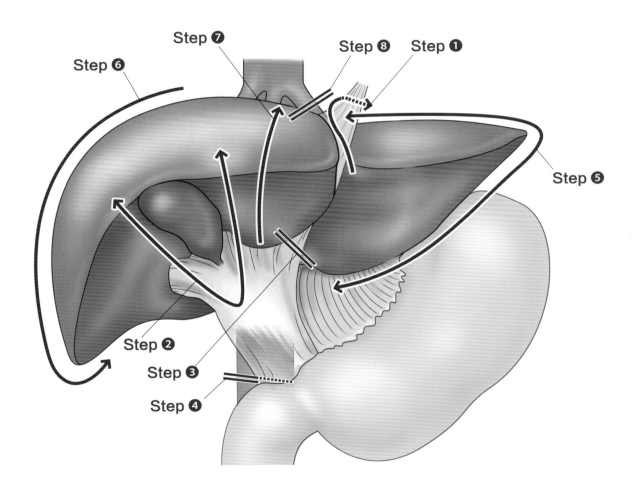

图6-3 实际的手术步骤

121

【 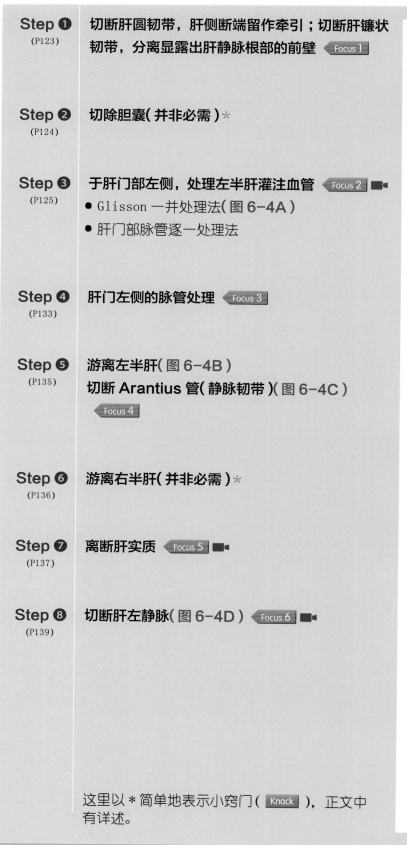 Focus 表示本章节要讲解和学习的技术方法（后有详述）】

●本节主要讲述应用Glisson一并处理法完成左半肝切除术

Step ❶
(P123)
切断肝圆韧带，肝侧断端留作牵引；切断肝镰状韧带，分离显露出肝静脉根部的前壁 ◁ Focus 1

Step ❷
(P124)
切除胆囊（并非必需）＊

Step ❸
(P125)
于肝门部左侧，处理左半肝灌注血管 ◁ Focus 2 🎥
● Glisson 一并处理法（图 6-4A）
● 肝门部脉管逐一处理法

Step ❹
(P133)
肝门左侧的脉管处理 ◁ Focus 3

Step ❺
(P135)
游离左半肝（图 6-4B）
切断 Arantius 管（静脉韧带）（图 6-4C）
◁ Focus 4

Step ❻
(P136)
游离右半肝（并非必需）＊

Step ❼
(P137)
离断肝实质 ◁ Focus 5 🎥

Step ❽
(P139)
切断肝左静脉（图 6-4D） ◁ Focus 6 🎥

这里以＊简单地表示小窍门（ Knack ），正文中有详述。

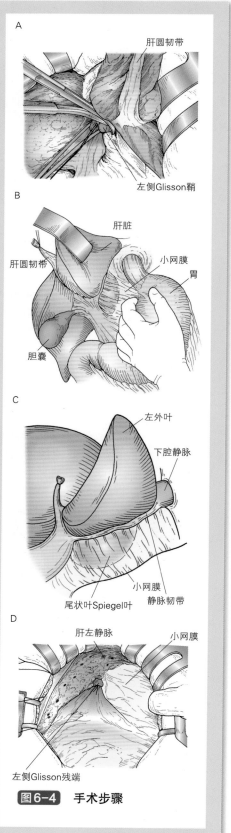

A
肝圆韧带
左侧Glisson鞘

B
肝脏
肝圆韧带
小网膜
胃
胆囊

C
左外叶
下腔静脉
小网膜
静脉韧带
尾状叶Spiegel叶

D
肝左静脉
小网膜
左侧Glisson残端

图6-4 手术步骤

三 需掌握的技术方法！

Step ❶

Focus 1 ▶ 切断肝圆韧带，肝侧断端留作牵引；切断肝镰状韧带，分离显露出肝静脉根部的前壁

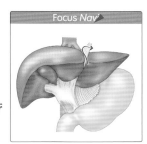
Focus Navi

（一）操作的起点和终点

● 切断肝圆韧带，肝侧断端留作牵引；紧贴肝表面，电刀向上切断肝镰状韧带以及部分左右冠状韧带前叶，分离显露出肝静脉根部的前壁（图6-5）。

图6-5 切断肝圆韧带并牵引，展开肝静脉根部视野
ⓐ：切断肝圆韧带，提起肝侧断端
ⓑ：紧贴肝表面切断肝镰状韧带以及部分左右冠状韧带，分离显露出肝静脉根部。即分离"浅浅的那层"

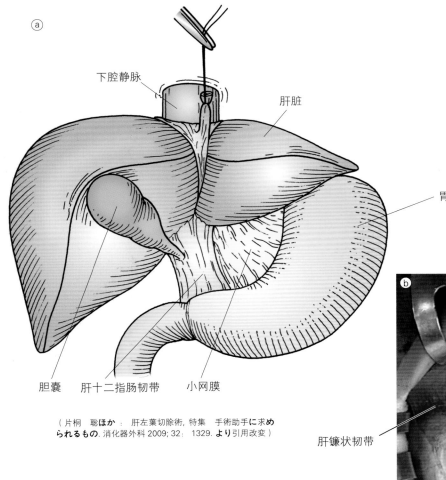

ⓐ

下腔静脉

肝脏

胃

胆囊　肝十二指肠韧带　小网膜

肝镰状韧带

（片桐　聡ほか： 肝左葉切除術, 特集　手術助手に求められるもの. 消化器外科 2009; 32： 1329. より引用改変）

（二）掌握技术方法

◉ **技术方法概要**

展开术野，直视肝门部和肝静脉根部。若视野良好，之后就可容易地处理入肝或出肝血管。

◉ **掌握技术方法的要点**

（1）结扎切断肝圆韧带，肝床断端的结线夹Péan钳。向上提起Péan钳，即可正面显露肝门部，并保持适当的张力，便于之后的分离操作。

（2）紧贴肝表面，电刀向上切断肝镰状韧带，左右延续至部分冠状韧带前叶，分离显露出肝中－肝左静脉合干的前壁。

（三）效果评估（Assessment）

Q 如何操作才能获得良好的视野？

▶切断肝镰状韧带、分离肝静脉根部时，术者左手应将肝脏压向下后方，使之有适当的张力。

Q 肝静脉根部的分离显露从何处开始？

▶紧贴肝表面，电刀向上切断肝镰状韧带，左右延续至部分冠状韧带前叶，就自然而然地显露出分离层面。

Q 分离肝静脉根部时，如何确定切开线（分离层面）？

▶即所谓"浅浅的那层"（浆膜下容易分离的那层）。

Q 分离肝静脉根部时，操作的终点是哪里？以何作为道标？

▶分离至肝中静脉和肝左静脉根部即可，显露出二者合干的前壁。

▶道标就是肝中静脉和肝左静脉汇合处的凹陷。

Q 分离肝静脉根部时，有何诀窍？

▶可使用超声刀（LCS），也可使用组织剪（Metzenbaum）钝、锐结合地进行分离。

▶但是，特别是在肝静脉根部周围，使用电刀很可能导致严重损失。因此，最好是使用组织剪（Metzenbaum）小心仔细地进行分离。

Q 分离肝静脉根部时，有何陷阱（Pitfall）？

▶过度分离可损伤静脉壁，导致大出血。因此，分离要适可而止。

Step ❷
Knack 切除胆囊（并非必需）

●虽说施行左半肝切除术时，切除胆囊并非必需，但在应用Glisson一并处理法分离肝门时，若胆囊妨碍视野，即可切除胆囊。

Step ❸

Focus 2 ▶ 于肝门部左侧，处理左半肝灌注血管

（一）操作的起点和终点

● 肝门左侧的脉管处理（Glisson 一并处理法：图6-6ⓐ～图6-6ⓙ）。

图6-6 肝门左侧脉管处理的步骤（Glisson 一并处理法）

ⓐ：分离左侧Glisson的右缘
从肝门板上方开始钝性分离

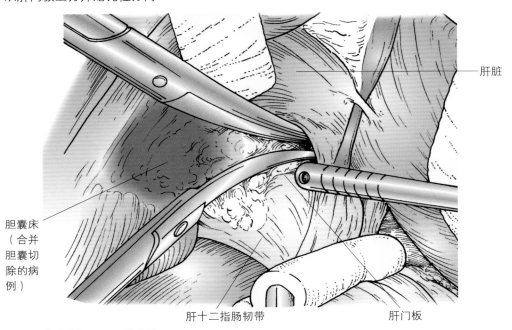

肝脏

胆囊床
（合并
胆囊切
除的病
例）

肝十二指肠韧带   肝门板

ⓑ：分离左侧Glisson的左缘
在Arantius管（静脉韧带）的上方，分离矢状部根部的左缘

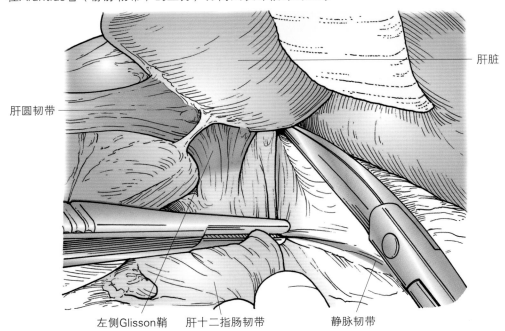

肝脏

肝圆韧带

左侧Glisson鞘   肝十二指肠韧带   静脉韧带

ⓒ：保留小网膜
一并处理左侧Glisson时，无须打开小网膜

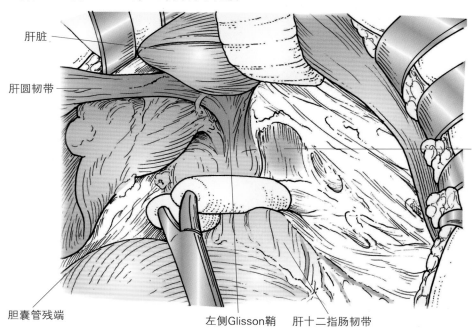

肝脏

肝圆韧带

透过小网膜，隐约可见
下方的尾状叶Spiegel叶

胆囊管残端

左侧Glisson鞘　肝十二指肠韧带

ⓓ：分离左侧Glisson鞘
左侧Glisson鞘粗细如成年男性拇指

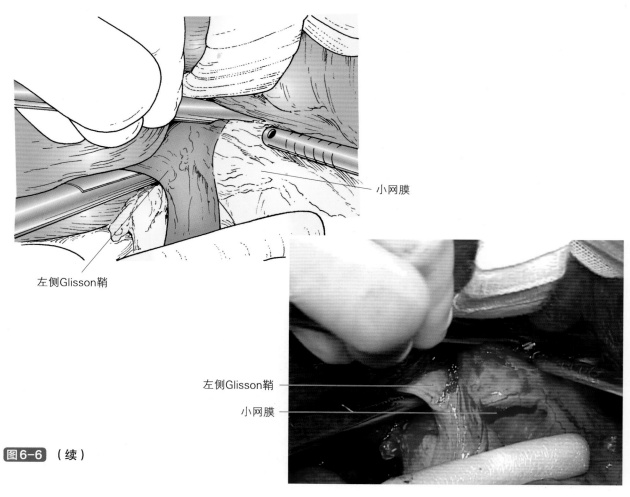

小网膜

左侧Glisson鞘

左侧Glisson鞘

小网膜

图6-6 （续）

126

ⓔ：悬吊左侧Glisson鞘
带过3号Nelaton导管，悬吊左侧Glisson鞘

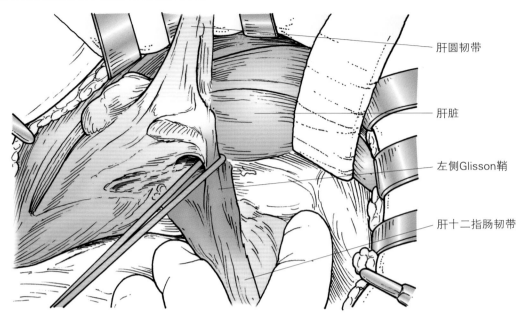

肝圆韧带

肝脏

左侧Glisson鞘

肝十二指肠韧带

ⓕ：远离肝门，结扎左侧Glisson鞘
尽可能地靠近末梢侧结扎左侧Glisson鞘

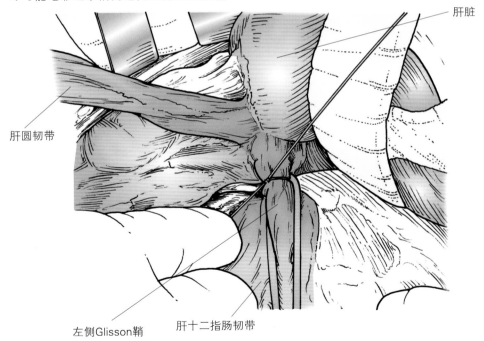

肝脏

肝圆韧带

左侧Glisson鞘

肝十二指肠韧带

图6-6 （续）

ⓖ： 切断左侧Glisson鞘（缝扎断端）
切断时重要的是，两侧断端都应保留足够的长度

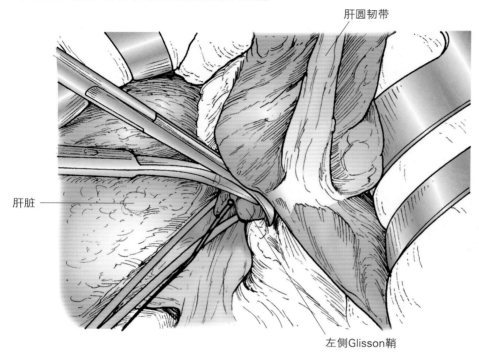

肝圆韧带

肝脏

左侧Glisson鞘

ⓗ： （参考）切断左侧Glisson鞘（Endo-GIA）
此时重要的是保证肝门部有Endo-GIA的操作空间

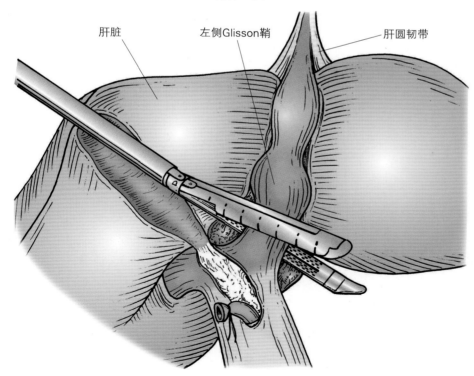

肝脏　　　左侧Glisson鞘　　　肝圆韧带

图6-6 （续）

ⓘ: （参考）肝门部胆管的肝门逐一处理法（左半肝切除+肝外胆管切除+胆肠吻合）
此时，肝十二指肠韧带的处理理念与Glisson一并处理法完全不同

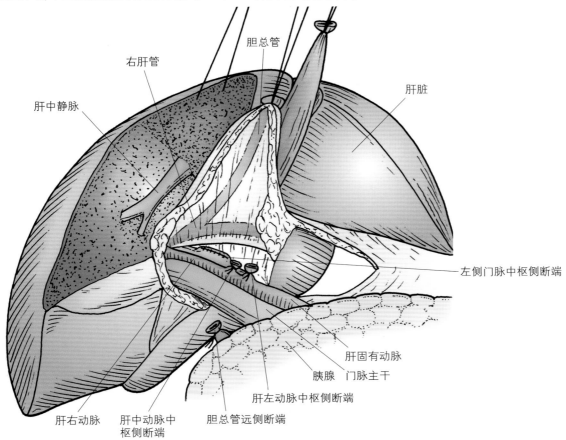

胆总管
右肝管
肝中静脉
肝脏
左侧门脉中枢侧断端
肝固有动脉
胰腺　门脉主干
肝左动脉中枢侧断端
胆总管远侧断端
肝右动脉　肝中动脉中枢侧断端

ⓘ: 将Glisson一并处理法的视野作成示意图
助手显露术野的操作方法。形成一个"Y"形造型

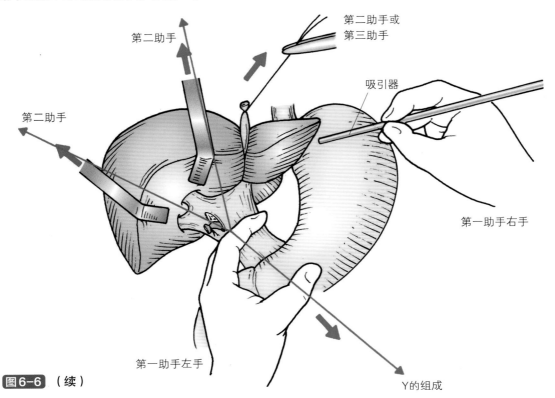

第二助手
第二助手或
第三助手
吸引器
第二助手
第一助手右手
第一助手左手
Y的组成

图6-6 （续）

（二）掌握技术方法

◉ 技术方法概要

左半肝切除时的肝门部处理可选Glisson一并处理法或肝门脉管逐一处理法（⑯）。我们应熟知这两种方法的优缺点。

⑯

扫视频目录页
二维码

（动画时间02：06）

◉ 掌握技术方法的要点

（1）Glisson一并处理法

● 在切除胆囊时，不要进入肝十二指肠韧带内，这一点十分重要。因为，Glisson一并处理法的操作就是从胆囊切除开始的（但是，左半肝切除时，并非一定要切除胆囊）。

● 靠近肝门板的右侧，开始分离左侧Glisson鞘（图6-6ⓐ）。应以组织剪（Metzenbaum）进行钝性分离，既不能分破肝实质又不能进入Glisson鞘。要有意识地沿着Laennec肝包膜分离，这才是正确的分离层面。

● 注意不要损伤细小的左内叶分支和尾状叶分支。

● 左侧Glisson鞘的左侧分离点应在门脉矢状部根部的左下方。此时，应将左外叶向右上翻起，看清静脉韧带的走行，于其上方，以G2根部为分离目标（图6-6ⓑ）。

● 进行Glisson一并处理法时，无须打开小网膜（图6-6ⓒ）。

● 虽说最好是在直视下分离左侧Glisson鞘的后方，但左侧Glisson鞘粗大，肉眼无法直视其后方。左侧Glisson鞘粗细如成年男子的大拇指（图6-6ⓓ）。

● 左侧Glisson鞘分离后，穿过直角钳，导过1根细Nelaton导管（3号），先不结扎，悬吊之（图6-6ⓔ）。

● 向前下方提起Nelaton吊带，尽量靠近其末梢侧结扎切断左侧Glisson。两侧断端用1号丝线结扎+2—0丝线缝扎一道（图6-6ⓕ）。

● 应尽量远离肝门切断左侧Glisson鞘。在离断了下部肝实质、张开了肝门部视野后，更容易切断左侧Glisson鞘（图6-6ⓖ）。此时也可使用Endo-GIA闭锁切断之（图6-6ⓗ）。

（2）肝门脉管逐一处理法

● 脉管逐一处理法的基础方法是解剖肝门和肝十二指肠韧带。

● 纵向剪开肝十二指肠韧带表面的浆膜，从包埋了脂肪、淋巴管、淋巴结等的结缔组织中逐一分离显露出肝左动脉、左侧门脉、左肝管和胆总管。

● 肝门部血管切断前必须试验阻断（Clamp Test）！

● 肝门脉管逐一处理法又细分为以下3种形式：

　① 肝门部胆管癌等必须合并进行肝十二指肠韧带系统性淋巴结清扫时

　·需进行系统性淋巴结清扫时，应完全骨骼化肝动脉和门静脉，沿着动脉外膜和门静脉壁分离。

　·分离显露肝动脉时，注意不要损伤血管内膜，决不能以镊子直接夹持肝动脉。

　·清扫胆总管周围淋巴结时，若分离了胆管周围血管丛（Epicholedocal Plexus），就可损伤胆管血供，导致胆管坏死、穿孔或狭窄。因此，在不合并切除肝外胆管时，胆总管周围淋巴结最多只能做半周清扫。若要彻底清扫胆总管周围淋巴结，必须完全切除肝外胆管。

②肝细胞癌、转移性肝癌、良性病变等无须进行肝十二指肠韧带系统性淋巴结清扫时

· 只需分离显露出肝左动脉、左侧门脉和左肝管即可，肝门部的分离仅限于最小程度。

· 在合并肝硬化或活动性肝炎的患者中，肝门部勉强或不必要的分离是术后出现大量腹水或淋巴漏的原因。

· 左半肝切除时，尽可能不要分离显露右半肝的灌注血管。

③活体肝移植供体左半肝切取等必须保证左半肝血供正常时

· 应在保证左半肝有正常的动脉/门脉灌注和静脉引流的情况下，离断肝实质。

· 值得注意的是供体胆管的分离显露。此时必须尽可能地保留胆管周围血管丛（epicholedocal plexus），或肝左右动脉的交通弧（communication arcade）。若以上述方法骨骼化（sleletonization）肝外胆管，即可损伤胆管血运，术后可导致供体和受体出现重度胆道并发症。

· 肝动脉和门静脉也不能骨骼化（sleletonization），不能显露出血管外膜。血管周围应保留些脂肪等结缔组织，以确保血管壁完整。

（三）效果评估（Assessment）

Q 施行 Glisson 一并处理法时，如何确保和展开视野？

▶第二助手一手垂直向上提起夹持着肝圆韧带的Péan钳，另一手持一小号肝脏拉钩，置于肝门板上方约1cm的肝脏上，朝上方轻轻牵开肝脏（即方叶或S4），正面显露出肝门部（图6-6ⓙ）。

▶第一助手以左手的第二指和第三指夹住肝十二指肠韧带，连同事先安置好的、准备阻断肝门的Fogarty血管钳在一起，将其牵向下方（图6-6ⓙ）。

▶这样，在肝包膜和肝十二指肠韧带浆膜的交界线上就有了适当的张力，便于进行分离。成"Y"形（Formation）展开肝十二指肠韧带（图6-6ⓙ）。

Q 施行 Glisson 一并处理法时，从何处开始分离？

▶从左、右Glisson鞘的汇合处，即肝门板的上方，开始分离（图6-6ⓐ）。

Q 施行 Glisson 一并处理法时，如何确定分离层面？

▶有意识地紧贴Laennec肝包膜分离，但既不能分破肝脏又不能进入Glisson鞘。

Q 施行 Glisson 一并处理法时，有哪些标志物？

▶左侧Glisson的右缘是肝门部，左缘是矢状部后面的Arantius管（静脉韧带）（图6-6ⓐ、图6-6ⓑ）。

Q 施行 Glisson 一并处理法有哪些窍门？

▶使用组织剪（Metzenbaum）钝性分离（图6-6ⓐ）。

▶第一助手右手持吸引器，将吸引器头搁在分离间隙附近，随时吸尽残血，保持干净的视野（图6-6ⓙ）。

▶想象着打糕时配合翻动米团的样子，在不妨碍术者视野的情况下，有节奏地吸引着。

▶肝门部有意外出血时，第一助手当即以左手的第二手指和第三手指用力夹住肝十二指肠韧带，像Pringle法那样，阻断肝门。

Q 施行 Glisson 一并处理法有哪些陷阱（Pitfall）？

▶肝门板上方的肝实质内走行着肝中静脉。分离Glisson鞘的钳子一旦插入了肝实质深部，就可损伤肝中静脉。这点要引起注意。

▶左侧Glisson鞘相当粗大，单纯结扎后，线结很容易滑脱，这点要引起注意。另外重要的一点是，结扎切断时，中枢侧断端要尽量留长（图6-6ⓖ）。

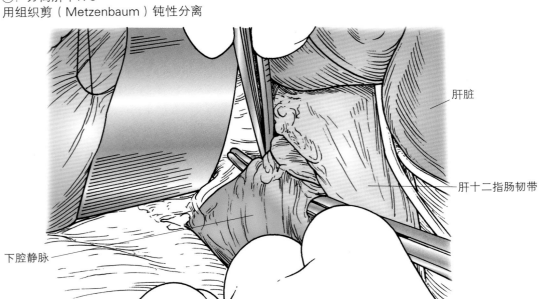
Step ❹

Focus 3 ▷ **肝门左侧的脉管处理**

（一）操作的起点和终点

● 悬吊肝下下腔静脉（IVC）（**图6-7**）。

图6-7 分离悬吊肝下 IVC，试验阻断

ⓐ：分离肝下IVC
用组织剪（Metzenbaum）钝性分离

肝脏

肝十二指肠韧带

下腔静脉

ⓑ：试验阻断
悬吊肝下IVC后，一定试验阻断，确认血压有无波动

肝脏

下腔静脉

133

（二）掌握技术方法

◉ **技术方法概要**

（1）业已证明降低CVP可以控制术中肝静脉出血，而阻断肝下IVC是降低CVP的有效方法。因此，大范围肝切除时，事先应全周性分离出一段肝下IVC并悬吊。

（2）先必须试验阻断，确认有无血压波动。

◉ **掌握技术方法的要点**

（1）剪开后腹膜，于右肾静脉下腔静脉汇入处以近，分离出一段肝后IVC，用大弯钳带过吊带，制作套扎止血带。

（2）注意不要损伤肝短静脉和右侧肾上腺静脉。

（3）阻断前一定要和麻醉医师打招呼。

（三）效果评估（Assessment）

Q 分离悬吊肝下 IVC 时，如何确保视野良好？

▶第一助手以甲状腺拉钩将肝十二指肠韧带牵向左前方，确保IVC前方的操作空间。

▶第二助手以大S钩（Steven拉钩）插在右肝下方，将肝脏向上方牵开，确保IVC右侧的操作空间。

Q 分离肝下 IVC，从何处开始时？有什么巧妙的方法？

▶从IVC的右侧开始，钝性分离其后壁。

Q 如何确定肝下 IVC 的分离层面？

▶即所谓的浆膜下"浅浅的那层"。

▶术中左手持镊子提起腹膜，紧张分离层面。

Q 肝下 IVC 分离到何种程度？有什么标志物？

▶应做最小限度的分离。无须分离显露出左肾静脉、右肾静脉。

Q 分离肝下 IVC 时，有哪些陷阱（Pitfall）？

▶注意不要损伤肝短静脉和右侧肾上腺静脉。

▶一旦CVP过低，从肝静脉破损处即可吸入空气，有引起心脏空气栓塞的危险，这点要引起注意。

Step ⑤
Focus 4 游离左半肝、切断 Arantius 管(静脉韧带)

Focus *Navi*

(一)操作的起点和终点

● 游离左半肝,切断Arantius管(静脉韧带)(图6-8)。

图6-8 游离左半肝

ⓐ: 游离左半肝
ⓑ: 将左外叶朝右上方翻起,显露出Arantius管(静脉韧带),靠近上端将其结扎切断。

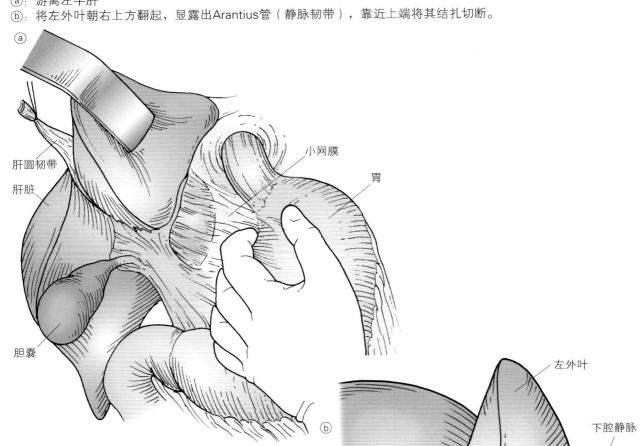

ⓐ

肝圆韧带

肝脏

胆囊

小网膜

胃

ⓑ

左外叶

下腔静脉

尾状叶Spiegel叶

小网膜

静脉韧带

第 6 章 左半肝切除术

135

（二）掌握技术方法

◉ **技术方法概要**

（1）切断左侧冠状韧带，结扎切断左侧三角韧带，游离左外叶。

（2）无须打开小网膜，于其前面操作即可。

◉ **掌握技术方法的要点**

（1）结扎切断左侧三角韧带。事先在左外叶后方，塞入盐水纱垫，电刀切断时就不会损伤胃壁。

（2）靠近上方，即肝左静脉汇入下腔静脉处，结扎切断静脉韧带。

（3）切断静脉韧带后，肝左静脉的左侧壁就自然而然地显露出来了。

（三）效果评估（Assessment）

Q 游离左半肝时，如何确保视野良好？

▶调整拉钩，朝上前方牵开两侧肋弓，确保操作空间充裕。

▶术者也可站到患者的左侧。

Q 游离左半肝，从何处开始？有什么巧妙的方法？

▶将左外叶朝右上方翻起，就可清楚显露出静脉韧带，然后结扎切断之。

Q 分离显露 Arantius 管（静脉韧带）时，如何确定分离层面？

▶不必打开小网膜，于其前方即可完成分离操作。

Q 左半肝游离到何种程度即可？有什么标志物？

▶结扎切断左侧三角韧带，内侧分离至肝左静脉根部即可。

Q 游离左半肝时，有哪些陷阱（Pitfall）？

▶分离至内侧时，注意不要损伤肝左静脉和左膈下静脉。

Step ❻
Knack **游离右半肝（并非必需）**

● 左半肝切除时，游离右半肝并非必需。

● 有时，在经上腹正中切口施行左半肝或扩大左半肝切除时，为了保证视野良好，可加做右半肝游离。但是，不必完全游离右半肝，无须分离到看清右侧肾上腺的程度。

Step ❼

Focus 5 ▶ **离断肝实质**

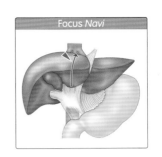
Focus *Navi*

（一）操作的起点和终点

● 从下往上离断肝实质，肝断面上显露出肝中静脉左侧壁，控制术中出血（图6-9）。

图6-9 离断肝实质

ⓐ：牵引线法（Stay Suture）
在切肝线（Rex-Cantlie线）两侧，顺次、均衡地缝合挂线。这样，术者左手也就无须深入腹腔

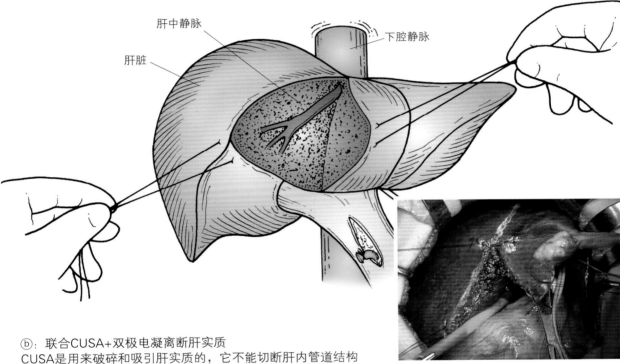

肝中静脉
肝脏
下腔静脉

ⓑ：联合CUSA+双极电凝离断肝实质
CUSA是用来破碎和吸引肝实质的，它不能切断肝内管道结构

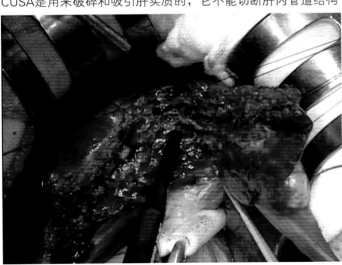

第 6 章 左半肝切除术

137

（二）掌握技术方法

◉ 技术方法概要

（1）沿着Rex-Cantlie线（即肝表面上的缺血线），用电刀标记出切肝线，从下往上逐步离断肝实质（🎬17）。

（2）控制术中出血。

（🎬17 扫视频目录页二维码，动画时间02：13）

◉ 掌握技术方法的要点

（1）学会应用牵引线法（Stay Suture法）。先于肝下缘切肝线的两侧，用大针粗丝线各缝合1针，留置牵引。术者和助手各持1边，提起牵引线，向上、向外牵开，展开肝断面，两边用力均衡。之后可顺序地、对称地在切肝线两侧缝合牵引线。

（2）以左侧Glisson鞘的结扎点和肝表面上的缺血线作为切肝平面。

（3）肝实质离断中遇到的脉管只能是肝中静脉或其属支。若肝断面上显露了Glisson分支，即表示切肝方面有偏离，应及时调整。

（4）应全程显露出肝中静脉的左侧壁。

（5）可适当游离右半肝：切断右侧冠状韧带、右侧三角韧带、肝肾间膜，分离出肝裸区（Bare Area）。然后在游离的右半肝后方塞入2枚盐水纱垫，这样Rex-Cantlie线就可向左移至切口的正下方，即使是上腹正中切口，也可获得良好的视野。

（6）Pringle法阻断肝门，每次阻断10~15min，开放5min。可重复数次。

（7）头部抬高约10°，取逆Trendelenburg体位。

（8）若肝静脉大量出血，可钳夹阻断肝下IVC。先不完全阻断（Half-Clamp）肝下IVC，若血压还不能降至80mmHg、CVP还不能降至5cmH$_2$O，应收紧止血带，完全阻断之。

（9）同时嘱麻醉医师限制输液速度、减少潮气量以降低气道内压，这些处置措施也是十分重要的。严禁呼气末正压呼吸（PEEP）！

（三）效果评估（Assessment）

Q 施行左半肝切除术时，如何保持视野良好？

▶学会使用牵引线法，术者和助手各持1边，向上前方提起，感觉就像把肝脏牵出体外一样。

▶灵活应用调整拉钩，朝上前方牵开两侧肋弓，确保操作空间充裕。

▶只有在肝静脉出血无法控制时，术者的左手才可进入腹腔，插到肝脏的后面向前顶起，手动压迫止血。

Q 从何处开始离断肝实质？有什么巧妙方法？

▶沿着Rex-Cantlie线（即缺血线），从肝下缘开始离断肝实质。一般来说，肝实质较薄的地方都没有粗大血管，此时应用钳夹破碎法（Péan、Kelly等中弯钳）切肝效果非常好。

Q 施行左半肝切除术时，如何设定切肝平面？

▶以左侧Glisson鞘的结扎点和肝表面上的缺血线作为切肝平面。

Q 肝实质离断到何种程度即表示切除结束？有什么标志物？

▶若在肝断面上显露了肝中静脉的左侧壁，那么很自然地就到达了肝左静脉根部。

Q 离断肝实质时，有何窍门？

▶用于离断肝实质的器具有多种，其性能各有千秋，无法一一对照比较。重要的是我们在使用时必须熟悉其性能。

▶我们常以CUSA破碎肝实质，然后吸尽，残留的管道结构以LCS或双极电凝切断。这一连串的操作就是一套完整的工序。

Q 离断肝实质时，有何陷阱（Pitfall）？

▶控制肝静脉出血。

Step ❽
Focus 6 ▷ 切断肝左静脉

（一）操作的起点和终点

●分离显露出肝中-肝左静脉汇合部，于根部结扎切断肝左静脉（图6-10）。

图6-10 肝左静脉的显露和切断

ⓐ：左半肝切除后（Glisson一并处理法）的示意图
小网膜保留在原位，无须进行任何处理

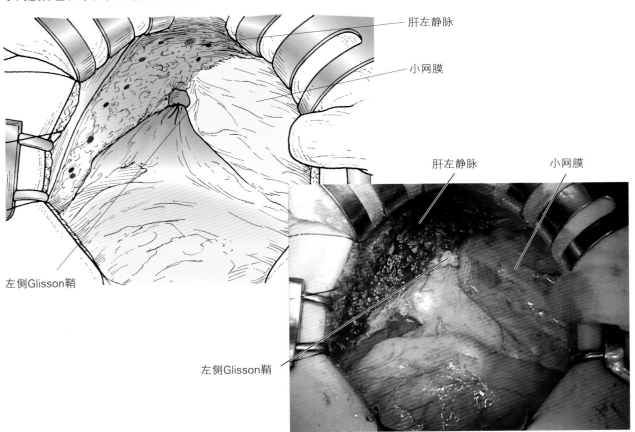

肝左静脉

小网膜

肝左静脉   小网膜

左侧Glisson鞘

左侧Glisson鞘

ⓑ：（参考）左半肝+尾状叶切除后（肝门部脉管逐一处理法）；胆肠吻合前的示意图

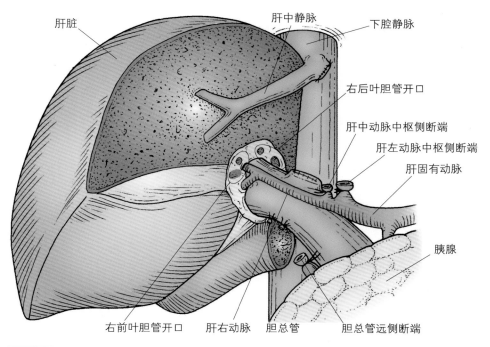

肝脏
肝中静脉
下腔静脉
右后叶胆管开口
肝中动脉中枢侧断端
肝左动脉中枢侧断端
肝固有动脉
胰腺
右前叶胆管开口
肝右动脉
胆总管
胆总管远侧断端

图6-10 （续）

（二）掌握技术方法

◉ 技术方法概要

扫视频目录页
二维码

（动画时间 01：00）

（1）肝断面上全程显露出肝中静脉的左侧壁，直至肝中-肝左静脉汇合部，于其根部结扎切断肝左静脉（📹◀⑱）。

（2）处理肝左静脉时，既可钳夹后切断，也可用Endo-GIA闭锁切断，但都必须小心、正确地进行操作，否则即有发生大出血的危险。

◉ 掌握技术方法的要点

（1）切肝的最后一步是于根部切断肝左静脉。

（2）先用血管阻断钳阻断肝左静脉，切断，中枢侧断端以2-0血管缝线连续缝合闭锁。

（3）也可用Endo-GIA闭锁切断，但近端必须先用血管钳阻断。

（4）最后处理肝左静脉，这一程序是很重要的。没有必要在切肝前就结扎肝左静脉。

（5）肝断面彻底止血后，肝断面下方留置引流管1根。若无出血或胆漏，于术后第2天拔除。

（6）肝门部胆管癌施行左半肝切除术时，除了解剖肝门、系统性清扫肝十二指肠韧带淋巴结之外，还要切除肝外胆管，行右肝管-空肠吻合。

（三）效果评估（Assessment）

Q 左半肝切除过程中，如何保持视野良好？

▶沿Rex-Cantlie线，从下往上离断肝实质，视野就越来越好。

Q 施行左半肝切除术时，从何处开始？有何诀窍？

▶沿Rex-Cantlie线，从下往上离断肝实质，显露出肝中静脉的末梢属支，沿此属支向中枢侧追踪分离即可到达肝中静脉主干，然后沿其左侧壁，向上离断肝实质，最后自然而然地就到达了肝左静脉根部。

Q 在离断上半部肝实质时，如何确定切肝面？

▶在离断上半部肝实质时，沿着肝表面上的切肝线–肝中静脉–左侧Glisson鞘残端–Arantius管（静脉韧带）组成的平面离断，此即切肝面。

Q 施行左半肝切除术时，肝实质离断到何处为止？有什么标志物？

▶离断至肝左静脉根部、IVC前面即可。

Q 施行左半肝切除术时，肝实质离断过程中有何陷阱（Pitfall）？

▶注意不能戳破或撕裂肝静脉。

▶肝静脉损伤出血时，应以4-0或5-0 Prolene缝线缝合止血，但不能过度缝合，以免导致静脉狭窄。

四 疑难解答(Trouble shooting)

●左半肝切除时，最受关注的问题是术中肝静脉出血。

术中肝静脉出血

Q 术中肝静脉出血的好发位置在哪里？

▶肝中静脉末梢属支的汇合处。

Q 术中肝静脉出血的原因？

▶肝实质离断中，误认了肝静脉的位置。

▶撕裂了末梢静脉。

▶没有下功夫降低CVP（头高脚低位、Half-clamp下腔静脉、控制输液速度、减少潮气量等）。

Q 如何预防术中肝静脉出血？

▶正确理解肝静脉及其主要属支的走行。离断肝静脉周围的肝实质时，要小心细致地进行操作。

▶降低CVP：逆Trendelenburg、Half-clamp下腔静脉、控制输液速度、减少潮气量等。

Q 术中发生肝静脉出血时，如何处理？

▶出血若发生在末梢静脉的汇合处，此时不要急于缝合止血，首先局部压迫止血，进一步稍稍离断出血点周围的肝实质，然后靠近切除侧，剪断肝静脉。这样，主肝静脉上就留下一个出血小孔，离断其周围肝实质后，将小孔从肝断面的"底边"，转换到肝段面的"侧壁"上，然后缝合止血。

▶若硬在"底边"处反复缝合止血，肝静脉上的裂口可从还没有切断的肝内段一直撕到肝中静脉根部，从而导致大出血。

◆ 参考文献

［1］ 高崎　健: 肝硬変合併肝癌の切除術式の選択基準－安全性，根治性を考慮に入れた切除範囲の調整とそれに必要な手術手技の工夫－. 日消外会誌 1986; 19: 1881-1889.
［2］ 片桐　聡, 有泉俊一, 小寺由人, ほか: 肝切除術後腹腔内出血による再開腹例の検討. 日腹部救急医会誌 2016; 36: 843-847.
［3］ 高崎　健, 小林誠一郎, 田中精一, ほか: グリソン鞘処理による新しい系統的肝切除. 手術 1986; 40: 7-14.
［4］ Takasaki K: Glissonean pedicle transection method for hepatic resection: A new concept of liver segmentation. J Hepatobiliary Pancreat Surg 1998; 5: 286-291.
［5］ Otsubo T, Takasaki K, Yamamoto M, et al: Bleeding during hepatectomy can be reduced by clamping the inferior vena cava below the liver. Surgery 2004; 135: 458-464.
［6］ Yoneda G, Katagiri S, Yamamoto M: Reverse Trendelenburg position is a safer technique for lowering central venous pressure without decreasing blood pressure than clamping of the inferior vena cava below the liver. J Hepatobiliary Pancreat Sci 2015; 22: 463-466.

> ### 专栏
>
> **【标本整理】**
>
> 　　以前我对年轻医生说过很多次，手术结束后一定要整理标本。我的意思是指，必须是主刀医师亲自去整理标本。术后标本整理是不可或缺的一步，其重要的意义不仅仅为了病理诊断，而且还能理解切除脏器的形状。肝脏与胃和大肠不同，肝脏是三维立体的结构，术式不同，切除的标本形状也多种多样。术者的脑海里都没有涌现出切除标本的图像，就去进行肝脏切除，这种情况是不可能的。从肝脏外科的发展历史来看，也只有在用黏土做成了肝左叶（左外叶）模型后，对照此模型的形状，才开始了左外叶切除术。
>
> **【超声检查】**
>
> 　　笔者说的不仅仅是术中超声检查。术者一定要注意术前亲自进行超声检查，这样就很容易理解肝脏的解剖，明确肿瘤的位置。实际上，到目前为止，笔者所认识的肝脏外科高手（Top Knife）都很擅长进行超声检查。

第7章　右半肝切除术

高原武志，新田浩幸 岩手医科大学医学部外科学講座

> **掌握手术技术的要点**
>
> (1) 沿着正确的层面，安全游离右半肝。
> (2) 安全、可靠地处理右侧Glisson鞘和肝右静脉。
> (3) 在切肝过程中，一边注意道标，一边逐步离断肝实质。

一　术前准备

● 作为肝切除的方法之一，腹腔镜肝切除术已广为人知、普遍应用于各式肝切除术中，且都纳入了医疗保险范围。开腹右半肝切除的手术步骤在之前的外科手术书籍中都有详细叙述，本章就介绍一下笔者自己的腹腔镜右半肝切除术经验，总结一下在放大视图下操作的体会，以及气腹可减轻肝静脉出血等知识。我们将详细介绍之前外科手术书中未提及的操作方法，阅读本章节时，请同时参照插图和视频。

（一）术式选择

● 术前应行MDCT（Multi-Detector Row CT）检查，明确肿瘤的位置，充分把握肝门部血管的走行和肝静脉的汇流形态。在转移性肝癌的患者中，尽量行EOB-MRI检查，确认肿瘤的个数和位置。所有患者术前都应测定ICG-R15，评估肝功能。多数医院都遵循幕内标准，判断有无右半肝切除术的指征。但是，若肿瘤巨大，右半肝非肿瘤体积就相对变小，此时，即使ICG-R15为10%~20%，也可安全施行右半肝切除术。术前还应在3D-CT上计算残肝体积，必要时可先行门脉分支栓塞术（PVE，常规选PTPE）。在活体肝移植供体（Donor）切取右半肝时，术前还应行胆道造影CT（DIC-CT: Drip Infusion Cholangiography，滴注胆道造影），明确肝内胆管汇流形态。

（二）体位和麻醉

● 我们通常选全身麻醉+硬膜外麻醉。麻醉前留置CVP导管。为了尽量减少切肝中的肝静脉出血，术中必须与麻醉医师密切配合，以降低CVP。降低CVP的方法有：控制输液速度、应用血管活性药物、调节呼吸模式等。

● 无论是开腹手术还是腹腔镜手术，我们都选择仰卧位（**图7-1**）。为了预防肺动脉栓塞，患者双下肢安装气动按摩器。

图7-1 患者体位和人员配置

ⓐ：施行开腹右半肝切除术时的患者体位和人员配置
ⓑ：施行腹腔镜右半肝切除术时的患者体位和器械配置

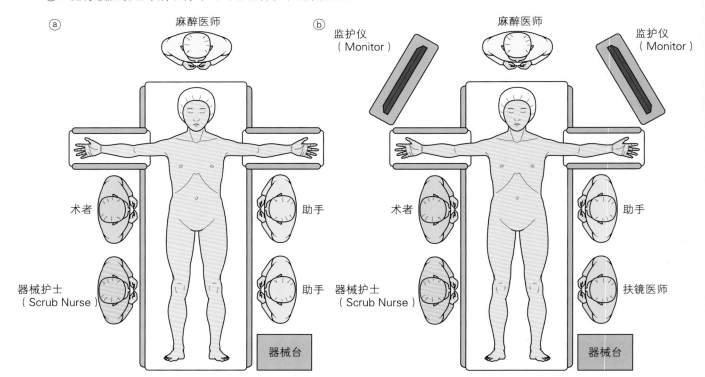

（三）器械

1. Péan 血管钳（中弯）

●破碎钳夹法（Crush and Clamp）离断肝实质：先以中弯Péan钳**（图7-2）**破碎、压榨肝实质，继以 Kelly血管钳分离出残留的管道结构，结扎后切断。在以Kelly钳挑起血管时，血管的后面可能还有分 支，此时，应以中弯Péan钳仔细地压榨下血管周围的肝实质，完全将其显露出来，然后结扎切断， 这样仔细地、逐步地离断肝实质。

2. 血管闭合装置（Vessel Sealing Device）

●我们常用超声高频外科集成系统切割闭合器（ENSEAL G2）**（图7-3）**或LigaSure**（图7-4）**。这两 种器械不但可以用于闭合切断管道结构，还可在肝脏游离时用于切断肝周韧带。切肝时，先以Péan 钳破碎、压榨肝实质，然后以血管闭合装置（Vessel Sealing Device）切断其中残留的管道结构。另 外，在游离右半肝时，可沿着正确的分离层面切断肝周韧带。特别是在分离主肝静脉时，最好使用 这两种器械，因为它们不产生气蚀效应（Cavitation Effect）。

3. 盐水滴下式等离子体双极电凝（图7-5）

●多年来，笔者在切肝操作中都应用双极电凝止血。对肝实质离断中的细小肝静脉出血，应用双极电 凝可完全止血。另外，在离断肝实质时，损伤的静脉分支常缩入肝实质中，此时，稍调低输出功 能，电凝出血点附近的肝实质，即可止血**（图7-6）**。但是，对Glisson鞘或其周围的出血，不能使 用双极电凝，最好还是钳夹或缝合止血。Glisson鞘周围严禁使用双极电凝！

图7-2　中弯 Péan 血管钳

ⓐ：开腹切肝时使用的中弯Péan血管钳
ⓑ：腹腔镜切肝时使用的Péan血管钳

ⓐ
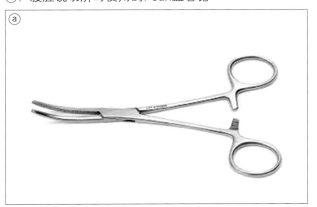

（ビー・ブラウンエースクラップ株式会社）

ⓑ
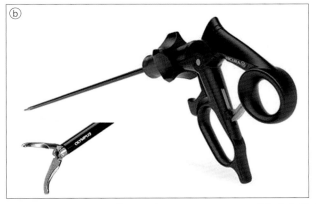

（オリンパスメディカルシステムズ株式会社）

图7-3　ENSEAL® G2 Articulating

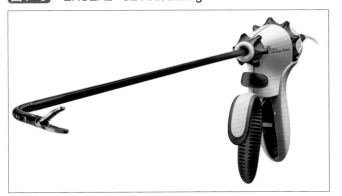

（ジョンソン・エンド・ジョンソン株式会社）

图7-4　LigaSure™

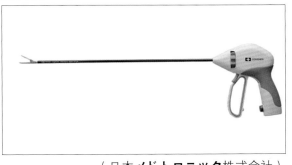

（日本メドトロニック株式会社）

图7-5　盐水滴下式等离子双极电凝

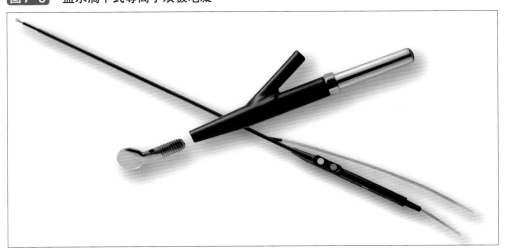

（東京医科電機製作所）

图7-6 肝中静脉周围的深部出血

调低输出功率，将双极电凝轻轻抵在出血点周围的肝实质上，用柔和凝固（Soft Coagulation）模式止血

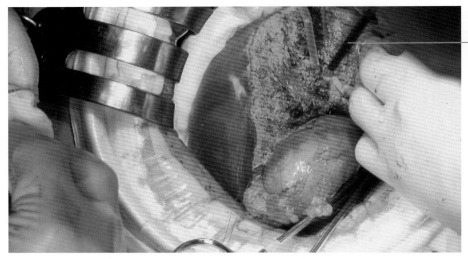

——等离子双极电凝

图7-7 用 Endo-GIA 闭锁切断肝右静脉

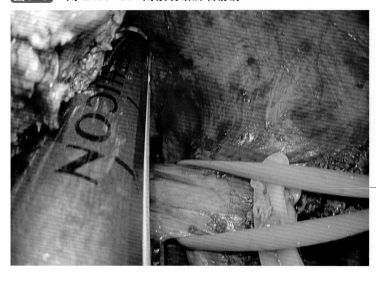

——用血管吊带牵引肝右静脉，
便于Endo-GIA操作

4. Endo-GIA

● 目前，多以Endo-GIA闭锁切断肝右静脉。使用前，必须充分分离显露出肝右静脉根部，特别是其后
面和右侧面。使用Endo-GIA时要注意：①选择适当的钉仓（Cartrige）。②插入吻合器时，应注意插
入方向和角度，以便顺畅地插入。因此，事先应充分分离显露出肝右静脉根部，以血管吊带（Vessel
Lope）悬吊之。这样，牵引血管吊带，可便于插入吻合器，同时也有助于钳夹、闭锁完全，以策安
全（图7-7）。另外，还有一点也很重要，就是在使用Endo-GIA时，其附近不能有金属夹或Hem-
o-Lok等。

（四）切口选择

● 施行开腹右半肝切除术时，笔者都选择"J"形切口：上腹正中切口+朝向右侧第9肋间的斜切口（图
7-8）。虽然笔者都无附加开胸，但在肝细胞癌合并癌栓形成的患者中，有时主肝静脉内的癌栓一

直延伸至右心房内，需要附加切开心包或正中切开胸骨。具体操作：自胸骨正下方向下切开膈肌中心腱，分离显露出心包并切开，然后稍稍朝右侧，完全切开膈肌和心包至肝右静脉汇入肝上IVC处，分离悬吊肝上IVC。切开膈肌时，一定要看清两侧膈下静脉的走行，特别是右膈下静脉，慎防损伤之（图7-9）。

● 相反，在施行腹腔镜右半肝切除术时，我们常做耻骨联合上方横向切口取出标本。我们按腹腔镜肝切除术的通用配置（图7-10）设置右半肝切除术时的Trocar穿刺点。这种标准配置可适于部分肝切除、亚段切除、解剖性肝段或肝叶切除，但左外叶切除术除外。

图7-8 施行开腹右半肝切除术时的切开

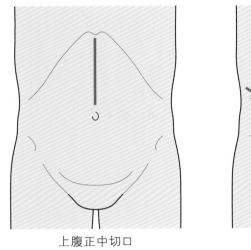
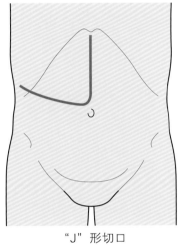

上腹正中切口   "J" 形切口

图7-9 经腹切开心包

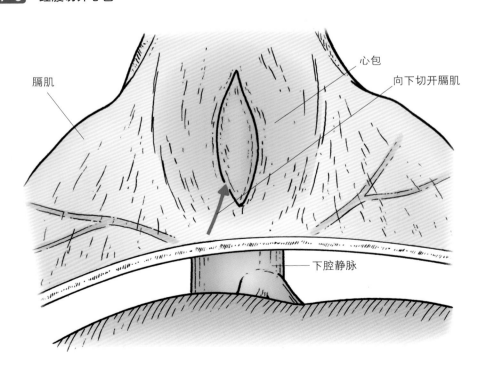

膈肌　　心包　　向下切开膈肌　　下腔静脉

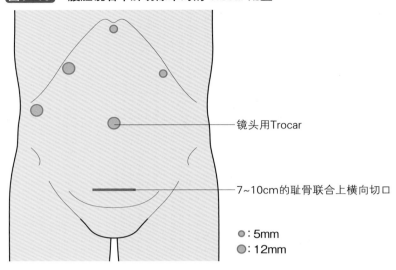

图7-10 腹腔镜右半肝切除术时的 Trocar 配置

镜头用Trocar

7~10cm的耻骨联合上横向切口

●：5mm
●：12mm

（五）围术期注意点

1. 术后出血

- 肝切除后，即使是已经止血的位置，也有可能再次出血。因此，手术结束后应监测患者的生命体征、进行血常规和血生化检查、观察腹腔引流液的性状、记录每小时的引流量和尿量。
- 术后出血大多发生在术后48h以内。
- 发生术后出血时，要根据生命体征、腹腔引流的量和速度、HGB和红细胞压迹等综合判断是否需要再次进腹止血。笔者所在医院的处理原则是：回忆术中情况，如其大量输血，不如当机立断再次进腹止血。

2. 胆漏

- 术后胆漏虽然多见于术后1周以内，但也有发生于术后数周的迟发性胆漏。根据引流液性状或血生化检查，胆漏的诊断并不困难。
- 引流通畅时，应继续引流，直至胆漏自然愈合。有时，肝断面上的一过性胆漏可形成包裹性积液，后自动吸收而痊愈。
- 对来自主要Glisson鞘残端的胆漏，或是来自肝门附近Glisson分支（多数是尾状叶胆管）的胆漏，应施行ERCP检查，行ENBD或ERBD引流胆汁，胆道减压，多数时候都有效。
- 迟发性胆漏多见于术中热损伤了主要Glisson鞘，其治疗也相当困难。

3. 胸腔积液

- 施行右半肝切除术后，有不少患者术后都会发生右侧胸腔积液。特别是在涉及膈肌（分离粘连、气胸破孔修补、局部切除等）的患者中，多数会出现反应性胸腔积液。
- 患者若无呼吸困难、无因肺不张而引起的发热，则无须处理，临床观察即可。
- 但是，在因膈下脓肿形成或胆漏而并发右侧胸腔积液时，必须引流腹腔内感染灶。

4. 腹水形成

- 在对合并了肝损伤的患者施行肝切除术的术后腹腔引流管可持续引流出大量腹水。
- 为了维持血浆渗透压，应控制补液量，同时进行保肝利尿治疗，注意水电解质平衡。
- 但是，还需通过必要的检查找出产生大量腹水的原因。

 二 开始手术——各项技术指标！

（一）手术步骤的注意点

- 以下讲述的是标准手术步骤。
- 巨大肿瘤时，手术步骤有所不同，可先离断肝实质，最后游离肝脏，即所谓的前方入路（Anterior Approach）。

（二）实际的手术步骤（图7-11）

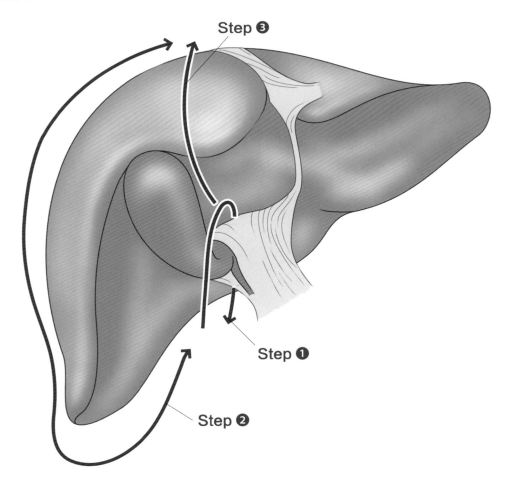

图7-11 实际的手术步骤

【 Focus 表示本章节要讲解和学习的技术方法（后有详述）】

Step ❶　肝门部处理

(P151)　　肝门部处理通常有 2 种方法。

(P153)　　(1)右侧 Glisson 鞘一并处理法(图 7-12A)

　　　　　 Focus 1 ▮◀

　　　　　(2)肝门部脉管逐一处理法(图 7-12B)　 Focus 2

Step ❷　游离右半肝　 Focus 3 ▮◀

(P156)

　　　　　(1)切断肝周韧带

　　　　　(2)分离右侧肾上腺

　　　　　(3)处理肝短静脉(图 7-12C)

Step ❸　离断肝实质　 Focus 4 ▮◀

(P158)

　　　　　以破碎钳夹法(Crush and Clamp, 中弯 Péan 钳)
逐步离断肝实质，显露出肝中静脉的右侧壁。
沿着正确的层面和方向离断肝实质，然后处理
右侧 Glisson 鞘，最后处理肝右静脉，手术结
束(图 7-12D)。

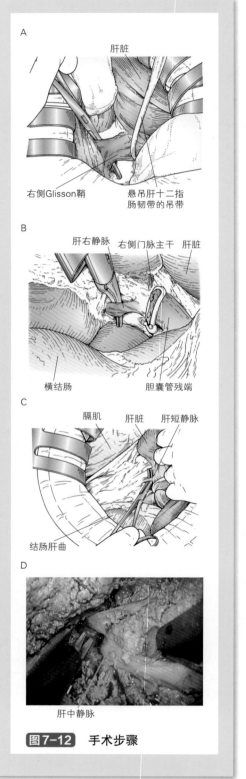

图 7-12　手术步骤

三　需掌握的技术方法！

Step ❶　肝门部处理（1）
Focus 1　右侧 Glisson 鞘一并处理法

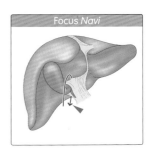

Focus Navi

（一）操作的起点和终点

- 为了在肝外一并处理右侧Glisson鞘，先应小心仔细地分离出直角钳的插入位点和露出位点。

（二）掌握技术方法

◉ **技术方法概要**

　　为了阻断右半肝的灌注血流，可于肝外一并分离、悬吊右侧Glisson鞘（📹[19]、[20]）。

📹[19]

扫视频目录页
二维码

（动画时间 03：33）

◉ **掌握技术方法的要点**

（1）理论上，任何病例都可一并处理右侧Glisson鞘，但为了安全起见，术前必须进行肝脏增强CT检查，明确每例患者的肝门部解剖。

📹[20]

扫视频目录页
二维码

（动画时间 06：51）

（2）Glisson鞘一并处理法，或者后述的肝门部脉管逐一处理法都需事先切除胆囊。然后在胆囊板-肝门板延续处的附近，用电刀锐性切开附着于肝脏的肝十二指肠韧带表面浆膜。将肝十二指肠韧带整体牵向下方，紧贴肝包膜（但不能分破），以组织剪（Metzenbaum）钝性、慢慢地分离肝门板的上方（**图7-13**）。

（3）这样慢慢地分离，就可显露出右前叶Glisson鞘的发出位点。在分离Glisson鞘和肝包膜时，其诀窍是：一边将Glisson鞘牵向前方，一边像推压肝脏那样一点一滴地分离。一旦分破肝实质，就可导致出血。此时可使用双极电凝肝实质，但应注意不能热损伤Glisson鞘。继续分离，完全显露出右前叶Glisson鞘根部并悬吊（**图7-14**）。

（4）接着，于肝十二指肠韧带的右后方，剪开附着于肝脏上的浆膜，钝性分离显露右后叶Glisson鞘的右缘。此时，一定要先分离显露出右侧尾状叶的Glisson分支。然后，在其内侧（靠近肝门），分离右后叶Glisson鞘与肝脏之间的间隙，如同分离右前叶Glisson鞘时一样，完全显露出右后叶Glisson鞘的右缘。

（5）最后，从已分离的右前叶Glisson鞘根部的左侧插入直角钳，紧贴Glisson鞘，朝向右后叶Glisson鞘的右缘穿出，带过吊带，悬吊右侧Glisson鞘（**图7-15**）。然后，提起右侧Glisson鞘的吊带，就能更好地看清楚右侧尾状叶Glisson分支，避开之，紧贴右后叶Glisson鞘，带过吊带，悬吊之。笔者认为，若能按如上操作进行，就不会损伤其他脉管。Glisson鞘一并处理时，应尽量避免盲目性操作。

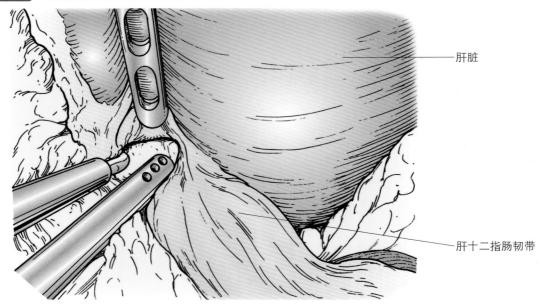

图7-13 开始处理右侧 Glisson 鞘

肝脏

肝十二指肠韧带

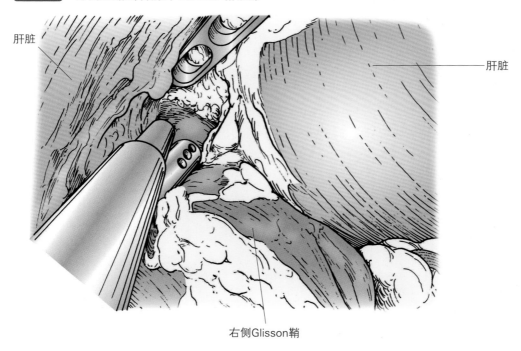

图7-14 分离显露出右前叶 Glisson 鞘根部

肝脏

肝脏

右侧Glisson鞘

图7-15 右侧 Glisson 鞘一并处理法

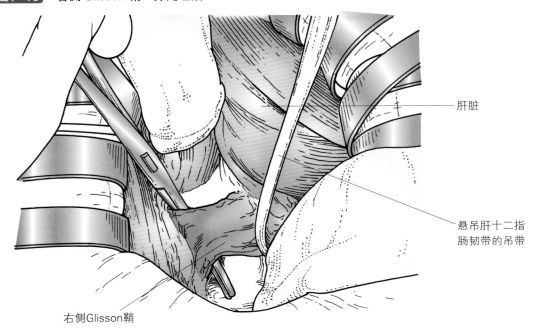

肝脏

悬吊肝十二指
肠韧带的吊带

右侧Glisson鞘

（三）效果评估（Assessment）

Q 分离 Glisson 鞘时，发生出血，如何处理?

▶最好是先压迫止血。根据具体情况，可使用Surgcel等局部止血材料。如前所述，Glisson鞘出血时，应
避免使用热凝止血。

Q 无论什么样的病例，都可应用右侧 Glisson 鞘一次处理法吗?

▶右肝巨大肿瘤压迫了肝门，此时最好一开始就选肝门部脉管逐一处理法。

Step❶ 肝门部处理（2）

Focus 2 肝门部脉管逐一处理法

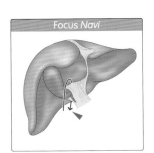
Focus Navi

（一）操作的起点和终点

● 在肝十二指肠韧带的右缘，而且是在胆总管的右侧，分离显露出肝右动脉，
并将其结扎切断。接着，分离显露门静脉右支主干，并将其结扎切断。

（二）掌握技术方法

◉ 技术方法概要

为了阻断右半肝的灌注血流，可于肝十二指肠韧带的右侧，逐一分离显露出肝右动脉和右侧门静脉干，分别将其结扎切断。

◉ 掌握技术方法的要点

（1）在右肝肿瘤巨大，明显压迫了肝门时，笔者选择肝门部脉管逐一处理法。基本步骤是先处理肝右动脉，再处理右侧门脉干。具体操作：助手提起已结扎切断的胆囊管残端，并牵向左侧。在肝十二指肠韧带的右侧，亦即胆总管的右后方，分离显露出肝右动脉（图7-16）。

（2）术前应行MDCT检查，把握肝右动脉的走行及变异。如，①肝右动脉发自肠系膜上动脉（SMA）。②肝右动脉走行在胆总管的前方。③特别是这种情况：肝右动脉在胆总管的左侧就分为右前叶动脉和右后叶动脉，且右前叶动脉走行在胆总管的前方，而右后叶动脉走行在胆总管的后方。分离显露了肝右动脉后，应试验阻断（Clamp Test），同时术中行Doppler检查，确认左半肝动脉血流正常之后，才能结扎切断肝右动脉。

（3）接着，在肝右动脉的后方，分离显露出门静脉。此时重要的是：锐性剪开肝右动脉下方的结缔组织，直达门静脉壁（图7-17）。然后，紧贴门静脉壁钝性分离，直至完全显露出左右门静脉分叉部。接着，仔细分离右侧门静脉干的后壁，此时还应分离显露出右侧尾状叶门静脉分支。

（4）最后，要综合考虑右前叶门静脉和右后叶门静脉的分支形态、右侧尾状叶门静脉分支的发出位点，以及距左侧门静脉干的距离，在适当的位点钳夹阻断右侧门静脉干，通过术中超声检查确认左侧门静脉矢状部血流正常，之后结扎切断右侧门静脉干。逐一处理肝门右侧血管时，应随机应变，必要时，可结扎切断右侧尾状叶门静脉分支，分别结扎切断右前叶门静脉和右后叶门静脉。

图7-16 肝门部脉管逐一处理法（分离显露肝右动脉）

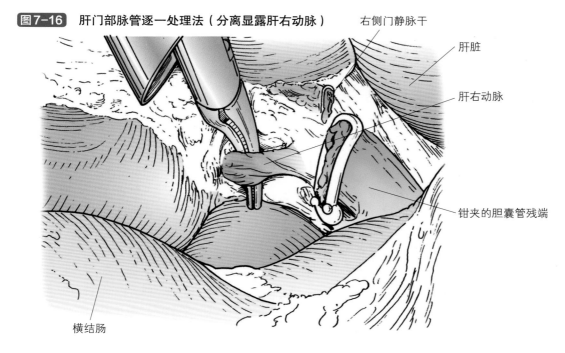

右侧门静脉干

肝脏

肝右动脉

钳夹的胆囊管残端

横结肠

图 7-17 肝门部脉管逐一处理法（分离显露右侧门静脉干）

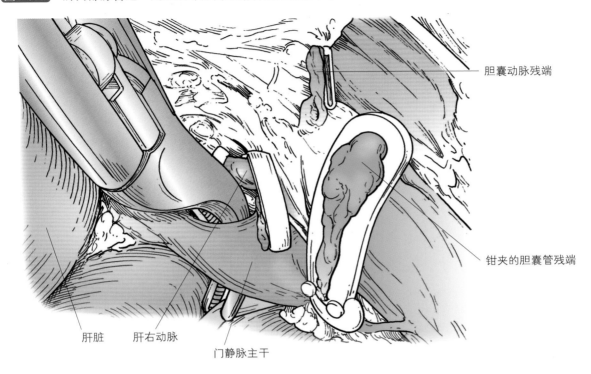

胆囊动脉残端

钳夹的胆囊管残端

肝脏　肝右动脉

门静脉主干

（三）效果评估（Assessment）

Q 对合并了门静脉癌栓的进展期肝细胞癌，如何处理？

▶根据门静脉癌栓的具体位置，若已波及门静脉主干，应该分别悬吊右侧门静脉干、左侧门静脉干和门静脉主干。

Q 施行腹腔镜右半肝切除术时，是选择右侧 Glisson 一并处理法，还是选择肝门部脉管逐一处理法？

▶两种方法均可，任选一种即可。但若肿瘤压迫了肝门部，那就得如同开腹手术时一样，应选择肝门部脉管逐一处理法。

Focus 3 游离右半肝

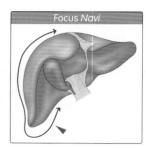

Focus Navi

（一）操作的起点和终点

● 于下腔静脉（IVC）的外侧，在肝上和肝下交替分离，切断右侧冠状韧带和
肝肾间膜，开始游离右半肝。逐一结扎切断肝短静脉，分离出IVC前壁，最
后完全游离右半肝。

（二）掌握技术方法

◉ 技术方法概要

紧贴肝表面，切断肝周韧带，游离右半肝。在此过程中，要认真仔细地操作，避
免意外出血，如撕裂了右侧肾上腺等。另外，施行腹腔镜肝切除术时，由于放大视图
更能显示出精细的解剖结构。因此，腹腔镜下游离肝脏的技术方法对肝脏外科医师是
很有用的，应该认真吸取接受，并融会贯通（■◀ 21）。

扫视频目录页
二维码

（动画时间 05：46）

◉ 掌握技术方法的要点

肝脏通过肝周韧带固定于腹腔的右季肋区。因此，在游离右半肝时，必须熟知肝周这些"膜"
的解剖，即这些肝周韧带是如何附着于右半肝上的。

1.切断肝镰状韧带和右侧冠状韧带

· 紧贴肝表面，用电刀顺次切断肝镰状韧带，延续至左右冠状韧带前叶、右侧三角韧带前叶，这样
就可将整个肝脏牵向下方（图7-18）。接着，就可分离显露3支主肝静脉汇入肝上IVC处。

· 在切断右侧三角韧带前叶时，要注意：右侧三角韧带前叶可折叠于肝表面，应在距肝缘数毫米
处，将其切断。然后，将肝脏压向下方，沿着这个分离层面，顺着肝脏凸面分离，就可很漂亮地
显露肝脏右缘和肝右静脉前壁。

· 另外，距肝缘数毫米分离切断时，可防止损伤肝包膜，避免了不必要的出血。在此过程中，若肝
表面有出血，即可判断分离层面太靠近肝脏，应改至稍外侧层面。

2.于肝脏下方，切开肝肾间膜，分离显露出肝后IVC下段的前壁

· 朝上方牵开肝脏，看清肝下IVC右缘，用电刀打开此处的后腹膜，然后从内向外切开肝肾间膜。
后腹膜下方没有多少脂肪组织时，即可透见IVC，这时就很容易识别IVC右缘。辨别困难时，可应
用术中超声来确定，或者利用肝表面的解剖学标志来确定：右后叶与右侧尾状叶（即尾状突，
Caudate Process）交界处有一凹痕，此凹痕的正下方就是IVC右缘（图7-19）。

· 在分离右侧肾上腺时，应尽量靠近肝脏，保留肾上腺包膜，小心仔细地分离。若保留了肾上腺包
膜，即保留了肾上腺表面的细小营养血管，从而避免了肾上腺出血。

· 在将右侧肾上腺与肝脏之间的间隙分离到一定程度时，再切断右侧三角韧带。若在分离右侧肾上
腺之前就切断右侧三角韧带，有时常会撕裂右侧肾上腺而导致出血。因此，切断右侧三角韧带的
时机很重要。

· 切断了三角韧带、分离了右侧肾上腺后，右半肝就可翻动了，接着是处理肝短静脉。自下而上，
逐一结扎切断肝短静脉，就可很漂亮地显露出肝后IVC的前面（图7-20）。最后，结扎切断右
侧下腔静脉韧带，显露出肝右静脉根部。

图7-18　切断冠状韧带前叶

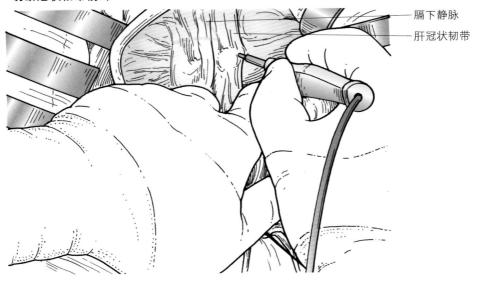

膈下静脉

肝冠状韧带

图7-19　右侧尾状叶（尾状突，Caudate Process）与右后叶交界处的凹痕

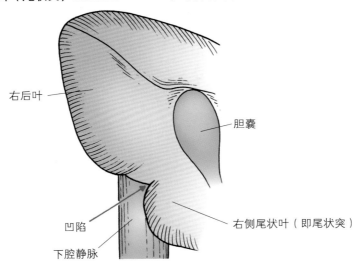

右后叶

胆囊

凹陷

右侧尾状叶（即尾状突）

下腔静脉

图7-20　处理肝短静脉

膈肌

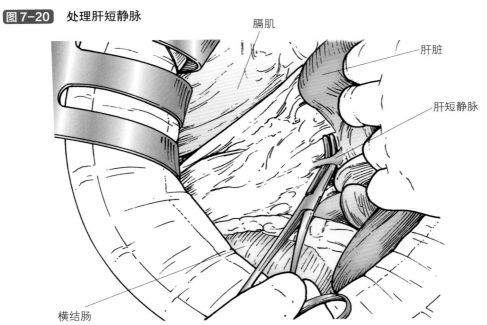

肝脏

肝短静脉

横结肠

（三）效果评估（Assessment）

Q 如何切断右侧下腔静脉韧带？

▶根据右半肝游离的程度，右侧下腔静脉韧带与肝右静脉的界线有时并不清楚，在分离右侧下腔静脉韧带时要注意这点。

Q 肝右后下静脉（IRHV）粗大时，如何处理？

▶在处理粗大肝右后下静脉时，先应充分分离其周围，然后用血管钳阻断后切断，两侧断端用5-0 Prolene缝线连续缝合闭锁。

Step ❸
| Focus 4 | **离断肝实质**

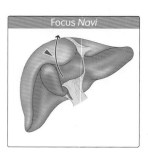

Focus *Navi*

（一）操作的起点和终点

●以中弯Péan钳应用破碎钳夹法（Crush and Clamp）逐步离断肝实质，肝断面上显露出肝中静脉的右侧壁。沿着Rex-Cantlie线（即肝表面上的缺血线）离断肝实质，处理右侧Glisson鞘，结扎切断肝右静脉，右半肝切除术结束（■◀22、23）。

（二）掌握技术方法

◉ **技术方法概要**

离断肝实质是一个仔细显露血管的连贯性动作。每次破碎钳夹多少肝组织、朝何处切肝，很大程度上取决于术者的经验。

◉ **掌握技术方法的要点**

（1）首先，阻断右半肝灌注血流，肝表面上就清楚显示出缺血线，用电刀标记。然后，通过术中超声确认肝中静脉主干的走行。

（2）沿着标记的切肝线，从肝下缘和肝下面开始离断肝实质。不久即可遇到肝中静脉末梢侧一比较粗大的属支V5，追踪分离V5，很快就到达肝中静脉主干（图7-21）。这步操作是十分重要的。

（3）有意识地沿着肝中静脉右侧壁与肝表面上缺血线形成的平面离断肝实质。以破碎钳夹法（Crush and Clamp）逐步离断肝实质，并用Pringle法阻断肝门，控制术中出血。

（4）沿其长轴，显露出一段肝中静脉右侧壁后，操作转换至右侧尾状叶：于右侧Glisson鞘的后方，沿着肝后IVC右缘，从下往上离断尾状叶。然后，沿着IVC右缘与肝中静脉右缘做成的平面，径直向上离断肝中静脉下方的肝实质。

（5）在因肝细胞癌等恶性肿瘤而施行右半肝切除术时，大多是将肝中静脉后方的肝实质离断到一定程度时，再结扎切断右侧Glisson鞘。处理右侧Glisson鞘时，以分别结扎切断右前叶和右后

■◀22

扫视频目录页二维码

（动画时间 06：03）

■◀23

扫视频目录页二维码

（动画时间 05：32）

叶的Glisson鞘为妥。

（6）切断了右侧Glisson鞘后，尾状叶的切肝线就与肝中静脉右缘的切肝线相贯通，然后，沿着肝后IVC右缘，径直向上离断肝中静脉下方的肝实质。由于在游离右半肝时已完全结扎切断了右侧的肝短静脉，并结扎切断了右侧下腔静脉韧带，这样离断肝实质可直达肝右静脉，完全显露出其根部。

（7）施行解剖性肝切除术时，在肝断面上显露出肝静脉是十分重要的。但是，在肝静脉周围，特别是主肝静脉周围几无空隙，此时应紧贴血管壁，小心慎重地插入中弯Péan钳，压榨后显露出肝静脉。这是一个无论是开腹手术还是腹腔镜手术都应掌握的方法（图7-22）。

图7-21　追踪分离 V5，显露出肝中静脉主干

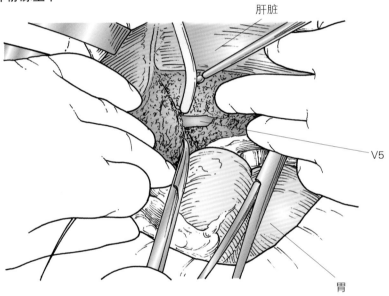

肝脏

V5

胃

图7-22　肝静脉周围几无空隙

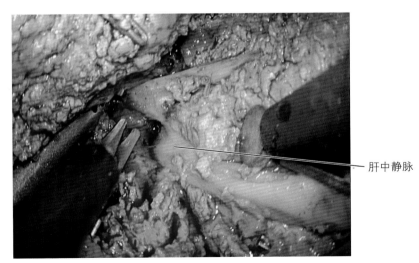

肝中静脉

（三）效果评估（Assessment）

Q 分离显露右前叶和右后叶 Glisson 鞘时，应注意些什么？

▶ 从右侧Glisson鞘主干分离显露右前叶和右后叶Glisson鞘时，要注意发自右侧Glisson鞘主干后方的尾状叶分支。

Q 肝实质离断中，如何识别肝中静脉主干？

▶ 先显露出比较粗大的V5或V4属支，然后向中枢侧稍作分离，即可到达肝中静脉主干。

疑难解答(Trouble shooting)

● 施行右半肝切除术时，最受关注的问题是术中出血和胆漏。

(一)术中出血

Q 术中出血的好发位置在哪里?

▶(1)肝中静脉的属支。

▶(2)右侧肾上腺附近。

Q 术中出血的原因?

▶(1)扯断/撕裂了肝中静脉细小属支。

▶(2)当右侧肾上腺与肝脏紧密粘着时，撕裂/插入了肾上腺而出血。

Q 如何预防术中出血?

▶(1)离断肝实质时，应仔细、清楚地分离显露出肝中静脉主干及其属支，就可预防出血。

▶(2)分离右侧肾上腺时，脑海里一边想着右侧肾上腺与肝后下腔静脉的位置关系，一边从多方向探查下粘连的程度。

Q 术中出血时，如何处理?

▶(1)立即托起右肝，降低CVP，此乃上策也。

▶(2)先局部压迫止血，然后阻断肝下IVC，看清损伤位点。

(二)术中胆漏

Q 术中胆漏的好发位置在哪里?

▶肝断面和右侧Glisson鞘断端附近。

Q 术中发生胆漏的原因?

▶肝断面上的胆漏是离断肝实质时损伤/误认了（只电凝未结扎）Glisson分支，而右侧Glisson鞘断端的胆漏是在分离显露时损伤了胆管。另外，迟发性胆漏多是热损伤引起的。

Q 如何预防术中胆漏?

▶肝实质离断中的细小管道结构应钳夹/结扎后切断。在处理粗大Glisson鞘时，应保留足够长的断端以供可靠结扎/钳夹。另外，在分离显露粗大Glisson鞘时，应慎重操作，仔细结扎切断其周围细小分支。主要Glisson鞘附近严禁电凝，防止发生热损伤。

Q 术中胆漏，如何处理？

▶看清胆漏位点，精准缝合闭锁。自胆囊管残端插入4Fr.的C-tube至肝总管，进行胆道减压。

◇ 参考文献

幕内雅敏，高山忠利，山崎 晋，ほか：肝硬变合併肝癌治療のstrategy. 外科診療 1987; 29: 1530–1536.

> 专栏

"对肝脏外科医师来说，腹腔镜肝切除术和开腹肝切除术不是对立的，二者相得益彰"

　　在以前常规的开腹肝脏外科手术中，特别是在游离肝脏时，术者只能和个别助手共享视野。导入了腹腔镜技术后，所有参与该手术的相关人员都能共享同一视野了。至于腹腔镜肝切除术和开腹肝切除术哪一个更优秀，哪一个更精致等问题，目前尚无定论。但是，笔者坚信：与其去比较二者的优缺点，不如去吸收彼此的优点，再通过信息反馈，提高各自手术的质量，这点是最重要的，也关系到手术技术的进步。从腹腔镜更容易控制切肝中出血这点来看，在肝离断面上全程显露出肝静脉这一方法可能更适合于腹腔镜手术。另外，无论是腹腔镜手术还是开腹手术，我们都希望能积极利用新开发的外科器具。